Carmen Alice Kirstgen

Für immer jung?
Wechseljahre
aus ganzheitlicher Sicht

Klett-Cotta

Alle Bücher aus der Reihe »Leben«
finden sich unter www.klett-cotta.de/leben

Klett-Cotta
www.klett-cotta.de
© 2009 by J. G. Cotta'sche Buchhandlung
Nachfolger GmbH, gegründet 1659, Stuttgart
Alle Rechte vorbehalten
Printed in Germany
Umschlag: Roland Sazinger, Stuttgart
Foto: Lew Robertson/Corbis
Gesetzt aus der Concorde von Kösel, Krugzell
Auf säure- und holzfreiem Werkdruckpapier gedruckt
und gebunden von Kösel, Krugzell
ISBN 978-3-608-86017-7

Zweite Auflage, 2011

Bibliografische Information der Deutschen Nationalbibliothek
Die Deutsche Nationalbibliothek verzeichnet diese Publikation
in der Deutschen Nationalbibliografie; detaillierte bibliografische
Daten sind im Internet über http://dnb.d-nb.de abrufbar.

Inhalt

Einleitung

»10.7. Bagnoregio.

Es ist Sommer, und ich bin in Italien, und die Frage nach dem Alter ist nicht mehr zu umgehen. Lange Zeit hatte ich mich daran gewöhnt, zu den Jüngeren zu gehören, für die das Alter ein entlegener Bezirk ist. Ich sah, wie Eltern, Verwandte und Freunde dorthin übersiedelten, und hörte ihre Nachrichten und Rufe, ohne dass ich recht darauf zu antworten wusste. Ich las Bücher über die Zustände, so nah dem Absturz, und sah Bilder von Menschen, die von dem Klima dort gezeichnet waren. Ich nahm das alles wahr, aber nur von Weitem, so wie man Bewegungen in einem Land beobachtet, das unzugänglich hinter einer geschlossenen Grenze liegt. Dann, eines Tages, öffnete es sich auch für mich. Aber es vergingen wieder Monate und Jahre, bis ich begriff, dass ich schon zu seinen Einwohnern zählte. Noch hoffte ich, nicht alt zu erscheinen, trug leuchtend farbige Schals und mischte mich unter die Jungen. Dabei hatte ich die Grenze längst überschritten. Ich meinte zu wissen, dass das Alter ein rauer Landstrich ist, in dem Einsamkeit und Krankheit drohen und Zukunft ein Wort ist, das sich mit Tod verbindet. Doch wusste ich nicht wirklich, was mich erwartet.«

Aus: »Sieh da, das Alter – Tagebuch einer Annäherung«
von Ingrid Bachér
Dittrich Verlag, Berlin 2003

»Bin ich etwa schon in den Wechseljahren?«

Vor mir sitzt eine Frau mit einem seltsam gehetzten, furchtvollen Blick und stellt mir diese Frage. »Ja, wissen Sie, die Wechseljahre sind eine Zeitspanne im Leben einer Frau, die allermeist nicht plötzlich, sondern allmählich ab etwa dem 40. Lebensjahr einsetzt.«

»Das glaube ich nicht!«, erwidert die Frau mir jetzt mit vorwurfsvollem Ton und angriffslustigen Blick. »Meine Mutter kam erst mit 54 in die Menopause!«

»Ja«, sage ich, »die Menopause ist ja auch definiert als die letzte Blutung im Leben einer Frau und als solches nur ein Symptom der Wechseljahre. Außerdem, ergänze ich, sind der Ablauf der Wechseljahre und ihre Symptome von Frau zu Frau so verschieden, wie verschieden wir Frauen eben sind!«

Immer wieder wird mir diese Frage in der Praxis gestellt, und ich stelle mir die Fragen: Warum ist dieser wichtige Lebensabschnitt so angstbesetzt? Warum wissen Frauen trotz all unserer heutigen Informationsflut so wenig Fundiertes über diese Zeit? Warum halten sich so viele falsche Mythen? Warum werden Begriffe sogar auch in den Medien falsch verwendet?

Viele Menschen scheinen an die Gleichungen zu glauben: Wechseljahre = Alter und Alter = »ein rauer Landstrich, in dem Einsamkeit und Krankheit drohen«, wie Ingrid Bachér in ihrem Tagebuch schreibt. Schauen wir gemeinsam, ob wir nicht etwas ganz anderes finden können!

Und – dies ist nicht nur ein Buch für Frauen! Ich lade besonders herzlich auch die Männer ein zu lesen und zu entdecken. Männer und Frauen übernehmen schon seit einiger Zeit in unserer Gesellschaft neue Rollen. Der Wechsel in der Lebensmitte und die Zeit danach geht uns alle an. Es liegt an uns, diese Zeit zu gestalten.

Wir müssen ganz neu lernen zu altern

»Wir müssen in den nächsten 30 Jahren ganz neu lernen zu altern«, schreibt Frank Schirrmacher in seinem erfolgreichen Buch über das Alter »Das Methusalem-Komplott«.

»Jedes zweite kleine Mädchen, das wir heute auf den Straßen sehen, hat eine Lebenserwartung von 100 Jahren, jeder zweite Junge wird aller Voraussicht nach 95.«

Die Wechseljahre vollziehen sich meistens im Alter zwischen 45 und 53 bei Frauen, häufig auch schon früher, und ab etwa 50 Jahren bei Männern. Damit liegen sie mitten im tätigen Leben.

Bis zu den Wechseljahren gelingt es meist, das Altern aufzuhalten. Aber dann kündigen sich körperliche und geistige Veränderungen an. Es beginnt eine Verunsicherung und die Herausforderung einer Neuorientierung.

In unserer Kultur werden Werte wie Leistungsfähigkeit, Sportlichkeit und sexuelle Attraktivität ganz oben angesetzt. Wechseljahre werden mit Hormonmangel erklärt und mit Hormonersatz therapiert, ergänzt durch Diäten und Fitnesswahn. Verzweifelt wird versucht, das Gewesene festzuhalten. Dabei geht es in dieser Zeit um einen tief greifenden, oftmals turbulenten Wechselprozess, in dem der Mensch Altes verlassen und Neues entdecken muss.

In dem Buch »Positives Altern« schreibt Thomas Friedrich-Hett: »Altern heißt – frei aus dem Lateinischen übersetzt – sich wandeln. Wenn wir leben, altern wir – und indem wir altern, bleiben wir die, die wir sind, indem wir wandelnd durchs Leben gehen.«

Ein rein naturwissenschaftliches Denken wird uns bei diesem Prozess nicht ausreichend begleiten können.

Der Mensch über 40 braucht fundiertes Wissen, Tipps und Anregungen für *Körper*, *Seele* und *Geist*, um die neue Lebensphase aktiv, kompetent und mit Lebensfreude gestalten zu können. Er braucht individuelle Beratung und keine rigiden Konzepte.

Wir alle können neu lernen, zu altern und Verantwortung zu übernehmen für uns selbst und die Welt, in der wir leben.

Gebrauchsanleitung für das Buch

Für das Wichtigste, was wir haben – unser eigenes Leben – gibt es keine Gebrauchsanweisung. Jedenfalls keine eindeutige und für alle verbindliche.

Deswegen ist es gut, von Zeit zu Zeit innezuhalten, auf sein gelebtes Leben zu schauen, eventuell so manche Kurskorrektur vorzunehmen oder zu Neuem aufzubrechen.

Kurt Tucholsky (1890–1935) hat einmal gesagt: »Erfahrung heißt gar nichts, man kann eine Sache auch 35 Jahre lang schlecht machen.«

Aber es kann auch sein, dass man viele Dinge schon sehr gut gemacht hat in seinem bisherigen Leben, und doch schlummern da noch Talente und Schätze, die entdeckt und gelebt werden wollen.

Ich möchte Sie einladen, mit dem vorliegenden Buch auf Entdeckungsreise durch *Körper, Seele* und *Geist* zu gehen. Sie haben bereits das Buch gekauft, jetzt benötigen Sie nur noch ein Arbeitsheft und einen Bleistift und etwas Zeit für sich. Versuchen Sie sich auf die Übungen im Buch einzulassen und schreiben Sie Ihre Gedanken in Ihr Arbeitsbuch. Am besten notieren Sie auch ein Datum zu Ihren Aufzeichnungen und bewahren es an einem sicheren Platz auf.

Ich verspreche Ihnen eine spannende Reise! Tempo und Umfang der Reise liegen ganz in Ihrer Hand.

Teil I
Körper

1 »Geh Du voran«, sagt die Seele zum Körper

»Geh Du voran«, sagt die Seele zum Körper,
»auf mich hört er nicht.«
»Ich werde krank werden,
dann wird er Zeit für Dich haben«,
sagt der Körper zur Seele.

(Ulrich Schaffer)

Ich möchte unsere Reise mit dem Kapitel *Körper* beginnen. Unser Körper reagiert auf alles, was wir erleben und tun. Oftmals ist uns das gar nicht so recht, und wir hätten lieber, dass unser Körper schwiege.

Aber wir schwitzen, bekommen hohen Blutdruck oder werden krank, wenn wir Stress erleben, und haben »Schmetterlinge im Bauch«, wenn wir verliebt sind.

Auch die großen Lebensabschnitte können wir an unserem Körper erkennen, denken wir an das Wachsen der Brüste und Schamhaare junger Mädchen und den Stimmbruch bei jungen Männern in der Pubertät oder an die letzte Blutung im Leben einer Frau in den Wechseljahren.

Der moderne Mensch erhält vielfältige Informationen über die Medien. Doch, auch wenn Sie schon so manches zum Thema »Wechseljahre« gehört haben, möchte ich Sie einladen, gemeinsam einige Basisfragen zu betrachten. Fundiertes Wissen über die Veränderungen im Körper hilft, diese Lebensphase besser zu verstehen und zu *leben*.

2 Der Begriff Wechseljahre – das Klimakterium

Die Begriffe Wechseljahre und Klimakterium werden häufig benutzt, ohne dass wirklich klar ist, was sie bedeuten. Wenn ich Frauen in Gruppen zum Thema befrage: Was fällt Ihnen zu dem Begriff ein?, erhalte ich Antworten wie: kritische Zeit, kritisches Alter, Burnout, zweiter Frühling, Pubertät der Alten.

»Klimakterium« kommt von griechisch »Klimax« = Stufe, Staffel, Steigerung. Seltsam, dass doch viele diesen Begriff negativ definieren.

Das Klimakterium der Frauen umfasst einen Zeitraum von zehn bis fünfzehn Jahren. Zirka fünf Jahre vor der letzten Blutung (= Menopause) beginnt die Prämenopause. Hier stellen Frauen bereits Veränderungen ihrer Monatsblutungen fest, sie werden kürzer oder länger, schwächer oder stärker. Die Postmenopause beginnt, wenn ein Jahr lang keine Blutung mehr aufgetreten ist, und dauert fünf bis zehn Jahre. Der Beginn dieser Zeitspanne ist meist das 45. Lebensjahr, häufig aber auch schon früher.

Bei Männern beginnt diese Zeit des Hormonabfalls etwa ab dem 50. Lebensjahr, unter starker physischer oder psychischer Belastung auch früher, und ist – da an keinem Monatszyklus festmachbar – viel unpräziser und unklarer zu definieren.

Deshalb glauben manche Männer auch, sie hätten keine Wechseljahre.

Während die Wechseljahre der Frau allgemein anerkannt sind und von der Medizin als behandlungswürdig betrachtet werden, haben Männer immer noch das Problem, mit ihren Beschwerden ernst genommen und gut behandelt zu werden. Die Männermedizin ist noch in ihren Anfängen.

3 **W**as wechselt eigentlich?

1. Der weibliche Zyklus

Mit der Geburt erhält jedes Mädchen einen Vorrat von einigen hunderttausend Eizellen.

Bei der geschlechtsreifen Frau reift etwa alle vier Wochen – abwechselnd in einem der beiden Eierstöcke – eine Eizelle unter dem Einfluss der Hormone FSH und LH (die in der Hirnanhangdrüse gebildet werden). Beim Eisprung wird die reife Eizelle in den Eileiter freigesetzt und kann dort befruchtet werden. Im Eierstock sind die Eizellen in »Eibläschen« gelagert, die man »Follikel« nennt.

Der Follikel macht im Monatszyklus eine charakteristische Wandlung durch. Bis zum Eisprung – etwa 14 Tage – bildet er Östrogene, die zum Schleimhautaufbau in der Gebärmutter führen. Beim Eisprung platzt der Follikel, entlässt die Eizelle und wird zum Gelbkörper. Dieser produziert etwa 14 Tage lang Progesteron. Wenn die Eizelle nicht befruchtet wird, schrumpft der Gelbkörper, der Progesteronspiegel sinkt, und die Gebärmutterschleimhaut blutet ab. Kommt es dagegen zur Schwangerschaft, bleibt der Gelbkörper erhalten und produziert so lange Hormone, bis die Plazenta – der Mutterkuchen – diese Funktion dann übernimmt.

Im Laufe der Jahre wird der Vorrat an Eizellen aufgebraucht. Die Eierstöcke »altern« – biologisch sinnvoll, damit nicht noch im Alter Schwangerschaften entstehen. Dabei kommt es zunächst zum Ausbleiben von Eisprüngen und dem Abfall von Progesteron. Daher werden die Monatsblutungen unregelmäßig. Erst 10–15 Jahre später kommt es zum Östrogenabfall.

Die Eierstöcke arbeiten jedoch im Körper nicht allein, sondern sind über einen sensiblen hormonellen Regelkreis mit dem Gehirn verbunden: dem Hypothalamus und der Hypophyse, der Hirnanhangdrüse. Diese bildet FSH und LH zur Eireifung, ist aber gleichzeitig Steuerzentrale für den gesamten weiteren Hormonhaushalt, z. B. Schilddrüse und Nebenniere. Eine Veränderung oder Störung im Regelkreis wirkt sich daher auf vielfältige Weise im gesamten Organismus aus.

Durch den Monatszyklus werden Frauen in gewissem Sinne »jung« gehalten. Im Alter von 45 Jahren sind sie biologisch gesehen 5–7 Jahre jünger als gleichaltrige Männer. Östrogene schützen die Blutgefäße, Gefäßverkalkung, Herzinfarkt und Hirnschlag werden verhindert. Nach den Wechseljahren – spätestens im Alter von 56–60 Jahren – sind Frauen und Männer biologisch gleich jung.

2. Was passiert bei den Männern?

Im Gegensatz zu Frauen, die mit einem begrenzten Vorrat an Eizellen zur Welt kommen, können Männer ihre Keimzellen bis ins hohe Alter erneuern (und deshalb noch im hohen Alter mit einer jungen Frau Kinder zeugen ☺).

Die Wechseljahre des Mannes werden auch Andropause genannt, die männlichen Sexualhormone Androgene. Bekannt ist Testosteron, das in den Leydigschen Zwischenzellen des Hodens gebildet wird. Wie bei den Frauen ist auch bei den Männern die Ausschüttung der Androgene mit einem komplexen Regelkreis über das Gehirn verbunden. Bereits ab dem 40. Lebensjahr sinken die Blutspiegel von Testosteron. Bei Männern über 50 liegen sie bereits 15–20 % unterhalb der als »normal« geltenden Werte.

Immer mehr Männer zwischen 40 und 50 Jahren gehen dauerhaft vor allem im Beruf an ihre absolute Belastungsgrenze. Dies kann zu einem drastischen Abfall der Testosteronproduktion führen.

3. Gibt es noch andere Hormone und Hormonmangelursachen?

Frauen und Männer produzieren aber nicht nur in Eierstock und Hoden Geschlechtshormone. In der Nebennierenrinde wird bei beiden Geschlechtern aus Cholesterin 80 % des gesamten DHEA (Dehydroepiandrosteron) gebildet – das »Jungbrunnenhormon« oder »Anti-Aging-Hormon« schlechthin. DHEA kann weiter verstoffwechselt werden zu Testosteron. Und Testosteron kann abgebaut werden zu Östrogen, vorwiegend im Fettgewebe. So kommt es, dass Frauen in höheren Lebensjahren schon mal mehr Testosteron haben können als Männer. ☺

Das heißt also: Beide Geschlechter produzieren und benötigen weibliche und männliche Hormone.

DHEA hat vielfältige Funktionen: Es beeinflusst den Alterungsprozess, das Immunsystem, die Gedächtnisleistung, schützt vor Arteriosklerose, Demenz, Krebs, Osteoporose und Diabetes. Im Alter und besonders bei hoher Stressbelastung lässt jedoch auch die Produktion der Nebennierenrinde nach.

Unser Körper produziert aber nicht nur Geschlechtshormone. Cortisol wird ebenfalls in der Nebennierenrinde gebildet und ist wichtig für unser Immunsystem und den Zuckerhaushalt. Die Schilddrüsenhormone regulieren unseren Stoffwechsel und Wärmehaushalt.

Gerade in den Wechseljahren findet man häufig Unterfunktionen der Schilddrüse mit daraus folgenden Symptomen wie Stimmungsstörungen, Antriebslosigkeit, Gewichtszunahme und Schlafstörungen.

Die Hormone der Bauchspeicheldrüse regulieren unseren Zuckerhaushalt.

Melatonin – gebildet in der Zirbeldrüse – ist wichtig für unseren Schlaf und alle Biorhythmen, wirkt auf die Schilddrüse, die Nebenniere und das Immunsystem.

Das Wachstumshormon, das in der Hirnanhangdrüse produziert wird, erhöht Libido, Muskelkraft und Knochendichte und verbessert die allgemeine Leistungsfähigkeit.

Alle Hormonausschüttungen unterliegen Regelkreisen. Stress kann diese sensiblen Abläufe gewaltig stören.

Andere Ursachen, die zu Hormonmangelzuständen führen können, sind z. B.:

- Leber-, Nieren- und Darmerkrankungen
- Schilddrüsenerkrankungen
- Tumore
- Medikamente
- psychische Belastungen
- Elektrosmog
- Geopathie
- Amalgamintoxikation
- Schwermetalle
- Operationen, z. B. nach Entfernung eines Eierstockes, nach Hodenoperationen oder manchmal auch nach Sterilisation.

4 **S**ymptome der Wechseljahre

Zu Beginn der Wechseljahre treten bei den Frauen meist Blutungsstörungen auf.

Die Blutungen können stärker oder schwächer als vorher sein, in kürzeren oder längeren Abständen auftauchen und länger oder auch kürzer anhalten.

Allein oder zusätzlich kann es bei beiden Geschlechtern zu vegetativen Beschwerden kommen wie:

- Schlafstörungen
- Hitzewallungen
- Herzklopfen
- Kopfschmerzen
- Herzjagen
- Schwindel
- Erschöpfung und Müdigkeit
- Konzentrationsmangel
- Abnahme der Leistungsfähigkeit und Vitalität
- Abnahme an sexueller Lust
- Erektionsstörungen bei Männern

Die hormonellen Veränderungen führen bei Frauen zum Ende der Fruchtbarkeit, bei Männern bedeuten sie nicht das Ende der Zeugungsfähigkeit.

Zusätzlich können bei Frauen und Männern seelische Beschwerden auftreten wie:

- Gereiztheit
- Nervosität
- depressive Verstimmungen
- Angstgefühle.

Erst bei länger andauerndem und deutlichem Hormonmangel kann es zu organischen Beschwerden kommen:

- Zunahme der Gefäßverkalkungen, Herzinfarkte und Schlaganfälle
  In der BRD verursachen die Gefäßerkrankungen 50% der Todesfälle!
- Abnahme der Muskelspannung und Muskelkraft, Bänderschwäche und als Folge Rückenschmerzen, Schmerzen in Schulter und Ellbogen, Gelenkschmerzen, Beckenbodenschwäche mit verstärktem Harndrang und unwillkürlichem Harntröpfeln (besonders beim Niesen und Lachen)
- Senkung von Gebärmutter oder/und Blase
- Arthrose
- Myome
- Vergrößerung der Prostata
- Osteoporose
- Krampfadern
- Trockenheit von Haut und Schleimhäuten und als Folge Schmerzen beim Verkehr
- Gewichtszunahme
- Haltungsänderung: es kann zu Hohlkreuz und vorgewölbtem Unterleib kommen
- Haarausfall
- Stoffwechselveränderungen wie z. B. Entstehung von Diabetes und Fettstoffwechselstörungen
- Depressionen
- Morbus Alzheimer.

Wohlgemerkt: Alle genannten Veränderungen müssen nicht auftreten, sie können auftreten, und wenn, dann geschieht das in unterschiedlicher Ausprägung.

Für Frauen gilt, dass etwa ein Drittel keine oder nur geringe Beschwerden aufweist, ein Drittel mittelstarke und ein Drittel stärkere Beschwerden.

Zusätzlich möchte ich unterstreichen, dass alle genannten Beschwerden nicht ausschließlich durch hormonelle Veränderungen und das Altern an sich zu erklären sind, sondern auch in erheblichem Ausmaß durch individuelle genetische Vorbelastung und Lebensführung.

Wer alt werden will und vor allem gut altern will, fängt am besten schon in jungen Jahren mit sinnvollen Anti-Aging-Maßnahmen an.

Vorbeugung spart Krankheit und Kosten! Gerade Männer haben hierin einen großen Nachholbedarf – obwohl viele Medien die nachdrückliche Mahnung aussprechen, dass sie mehr auf ihre Gesundheit schauen sollten:

Männer sind doppelt so häufig chronisch krank wie Frauen. Sie sterben im Mittel sieben Jahre früher als Frauen. Sie ernähren sich schlechter, stehen mehr unter Stress und führen die Statistiken von Herz-Kreislauf-Erkrankungen und Darmtumoren an.

Pro Jahr erkranken in Deutschland rund 31 500 Männer an Prostatakrebs, etwa 28 000 sterben an Bronchial- und Lungenkrebs.

2,3 Prozent der 30–39-Jährigen und 53,4 Prozent der 70–80-Jährigen leiden unter Impotenz.

Jedoch nur 13 Prozent der über 40-jährigen Männer gehen zur Vorsorge! (Die Zahlen stammen aus dem Buch »Nur für Männer« von Despeghel und Kreutzig.)

Untersuchungen haben gezeigt, dass Männer ganz offensichtlich anders altern als Frauen. Sie investieren meist deutlich weniger in ihre persönliche Pflege (Haut, Haare, Kleidung). Sie sind der Überzeugung, Änderungen nicht wirklich nötig zu haben. Sie interessieren sich tendenziell weniger für ihren eigenen Körper, ihre geistige Entwicklung und soziale Fragen. Sie tun sich eher schwer, eigene Schwächen einzugestehen (Udo Böhm, 1999).

Hier besteht Handlungsbedarf, meine Herren!

5 **W**ie gesund bin ich wirklich?

Bevor wir über Behandlungsmöglichkeiten sprechen, müssen wir unser Augenmerk auf das Thema Diagnostik lenken.

Sie sollten in Abständen einen medizinischen Check-up durchführen lassen.

Doch der sogenannte »Kassen-Check« ist nicht aussagekräftig.

Neben der körperlichen Untersuchung und dem üblichen Labor (Blutbild, Zucker, Fette, Harnsäure, Leberwerte) sind weitere Bestimmungen sinnvoll, wie die Spiegel von Homocystein (bei erhöhten Werten Risikofaktor für Herz-Kreislauf-Erkrankungen), Mikronährstoffen und Radikalbelastung (freie Radikale gefährden das Gefäß- und Immunsystem). Auch das Immunsystem und Gedächtnis können getestet werden. In den Wechseljahren sollten Hormone im Blut und mit Speicheltests und Tagesprofilen kontrolliert werden (entscheidend für eine Therapie ist dabei das Verhältnis der Hormone zueinander). Wichtig sind weiterhin die Krebsvorsorge und Darmspiegelung für Frauen und Männer sowie Mammografie und ggf. Knochendichtemessung für die Frauen.

Herz, Lunge, Nieren, Haut, Wirbelsäule und Gelenke, Augen, Ohren und die Schilddrüse müssen ebenfalls abgeklärt werden.

Bei der Zunahme an Nahrungsmittelunverträglichkeiten kann es sinnvoll sein, eine entsprechende Diagnostik durchzuführen. Laut Angabe der staatlichen Beratungsstelle für Ernährung und Hauswirtschaft in Hofheim (Bayern) entwickeln 75–80 % der Weltbevölkerung im Laufe des Lebens eine Laktoseintoleranz (Unverträglichkeit von Milchzucker). 36 % der Europäer haben eine Fruktoseintoleranz (Unverträglichkeit von Fruchtzucker).

Ich biete meinen Patienten und Patientinnen in der Naturheilsprechstunde zusätzlich eine Diagnostik mit der Elektroakupunktur an, die ermöglicht, Mangelerscheinungen, Störfelder
und Energieblockaden aufzudecken (dies ist eine Außenseiter-
methode, mit der ich seit Jahren erfolgreich arbeite).

Sollten Sie Risikofaktoren haben aufgrund Ihrer Familienher-
kunft oder durch Übergewicht, Rauchen, Alkohol oder Stress,
muss die Diagnostik im Einzelnen noch erweitert werden.

Durch die Weiterentwicklung der Medizin sind die Möglichkeiten der Diagnostik in den letzten Jahren natürlich enorm ge-
stiegen. Aber es ist auch wichtig, Diagnostik mit Sinn und Maß
durchzuführen. Wenn Sie lange genug suchen, werden Sie sicher
bei jedem Menschen ab 40 einen Befund und eine Diagnose
finden. Die Entscheidung über die anstehende Diagnostik (und
Therapie) bei Ihnen gehört in die Hand von Fachleuten Ihres
Vertrauens.

Für mich als Ärztin sind Körpergefühl, Krankheitsbeschrei-
bungen und die Intuition meiner Patientinnen und Patienten
sehr wertvoll und wichtig. Jeder ist in gewisser Weise ein Spezia-
list für seinen Körper. Da wir alle aber auch »blinde Flecken« haben in unserer Selbstwahrnehmung, brauchen wir von Zeit zu
Zeit noch andere Spezialisten.

Männer neigen dazu, auf Warnsignale ihres Körpers wie
Schmerzen und Unwohlsein nicht zu hören (nach dem Motto:
ein Indianer kennt keinen Schmerz), und sie gehen am liebsten
gar nicht zum Arzt. Der häufigste Grund dafür ist die Angst vor
einer Diagnose. Das führt dazu, dass Krankheiten nicht frühzeitig entdeckt und behandelt werden können.

Es heißt ja: Frauen leiden, Männer sterben. Das klingt hart –
aber ob die vielen »plötzlichen Herztode« bei Männern wirklich
so plötzlich und ohne Vorerkrankung kommen, wage ich zu be-
zweifeln.

Während 35 % der Frauen das Vorsorgeprogramm der Kran-
kenkassen und Ärzte in Anspruch nehmen, unterziehen sich
nur 13 % der Männer einer Untersuchung. Dabei haben gerade
Krebserkrankungen eine deutlich bessere Heilungschance, wenn

sie früh entdeckt werden. Statistiken zeigen, dass zum Beispiel zwei von drei an Darmkrebs erkrankten Menschen überleben könnten, gingen sie frühzeitig zur Untersuchung.

Das Gleiche gilt für den Prostatakrebs.

Also liebe Männer: Gehen Sie zur Vorsorge! Lassen Sie sich durch die Frauen motivieren.

Wir sind nicht nur für das verantwortlich, was wir tun, sondern auch für das, was wir nicht tun.

(Jean Baptiste Molière)

Und obwohl laut Statistiken 54 % aller Männer mehrfach täglich nur »an das eine denken« (der einen Statistik zufolge elfmal am Tag, nach der anderen alle acht Minuten, nach der Umfrage unter Frauen sogar häufiger – die Zahlen stammen aus dem Buch »Nur für Männer«), haben sie große Scheu, sich im Falle von Libido- und Erektionsproblemen an Ärzte zu wenden.

Und auch diese haben Scheu, das Thema anzusprechen. Auch hier besteht Handlungsbedarf.

6 **B**ehandlung

Die Behandlung der Wechseljahrsbeschwerden und die Prävention von Alterskrankheiten (Anti-Aging) aus ganzheitlicher Sicht
weisen eine große Vielfalt auf.

Ich möchte Ihnen im Folgenden vier Säulen der Behandlung
vorstellen:

1. Basismaßnahmen oder auch Lebensstilmedizin
2. Homöopathische Therapie und Mikronährstoffe/Vitalstoffe
   (Orthomolekulare Therapie)
3. Hormonersatztherapie
4. Gespräch

1. Basismaßnahmen oder auch Lebensstilmedizin

*Die größte Zahl der Menschen stirbt keines natürlichen Todes,
sondern mordet sich selbst durch eine verkehrte Lebensweise.*

(Seneca)

Der Wunsch der meisten Menschen ist es, lange zu leben und alt
zu werden bei guter körperlicher und geistiger Gesundheit. Neben der Tatsache, dass ein jeder/eine jede von uns eine bestimmte
Konstitution, d. h. ein bestimmtes genetisches Strickmuster mit
körperlichen Stärken und Schwächen, von Geburt an mitbringt,
hat unsere Art zu leben einen gewaltigen Einfluss auf unsere Gesundheit und Lebenserwartung.

Um die Geschwindigkeit des Alterns zu bremsen und länger
jung zu bleiben, müssen wir uns um unseren Stoffwechsel kümmern, um das Herz-Kreislauf-System, die Muskulatur, unser Im-

munsystem und die Hormone und um die Begrenzung der Schäden durch freie Radikale, die in den Zellen als gefährliche Nebenprodukte des Stoffwechsels entstehen.

Zu den Basismaßnahmen für »gutes Altern« gehören die Betrachtung von

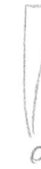

- Ernährung
- Bewegung
- Entspannung
- Entgiftung.

Ernährung

Ich beschäftige mich schon seit 25 Jahren mit diesem Thema. Und das Spannende daran ist, dass es unzählige Diäten und Theorien zur Ernährung gibt, die sich aber meist gegenseitig widersprechen. Diäten unterliegen Modeströmungen. Nehmen wir z. B. die Kartoffel.

Vormals als eiweißreich und gesund gelobt und in alten naturheilkundlichen Therapien für Umschläge benutzt, wird sie von einigen Vertretern der modernen Anti-Aging-Medizin als »Kohlehydratmast« beschimpft. Wenn Sie in der einen Diät nur Rohkost essen sollen wegen der Vitamine, sagt die andere, Sie sollten alles erst erwärmen zur besseren Verdauung.

Die Vielzahl der Diäten zeigt ja nur, dass es nicht eine Diät für alle gibt. Der Glauben an rigide und teure Diäten und »Life-style-Medizin« scheint den schwach gewordenen Glauben an andere Werte zu ersetzen.

Ich bin überzeugt, Sie kennen auch verschiedene Ernährungslehren und haben schon so manches ausprobiert. Ich möchte Ihnen auch nicht noch eine neue Lehre vorstellen. Die Erkenntnisse der modernen Anti-Aging-Medizin lauten kurz zusammengefasst wie folgt:

- Wir sollten weniger Kohlehydrate essen, insbesondere weniger Weißmehlprodukte;
- wir sollten mehr Eiweiß essen, um den Stoffwechsel anzuregen (am besten durch Fisch- und mäßigen Fleischkonsum);

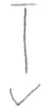

- wir sollten ausreichend gute Fette zu uns nehmen, wie wir sie z. B. in Pflanzenölen finden;
- wir sollten nicht zu spät abends essen, zweimal pro Woche nichts mehr nach 18 Uhr (dinner cancelling).

Eine gute Möglichkeit ist die traditionelle mediterrane Kost. Dazu gehört auch ein Glas Wein zum Essen.

Vegetarier haben es schwerer, genügend Eiweiß zu sich zu nehmen. Sie müssen ausreichend Hülsenfrüchte und Sojaprodukte essen.

Nun finde ich es auch bei der Ernährungsfrage wieder wichtig zu reflektieren, dass wir zwar viele Ähnlichkeiten besitzen, aber auch große Unterschiede aufweisen im Stoffwechsel, Grundumsatz, Bedarf und Verbrauch an Nahrungsmitteln. Ajurveda, Blutgruppendiät und die Ernährung nach dem Stoffwechseltyp berücksichtigen diese Tatsache.

Viele chronische Krankheiten sind durch falsche Ernährung mit beeinflusst, wie z. B. Herz-Kreislauf-Erkrankungen, Krebs, Erkrankungen des Bewegungssystems und Stoffwechselerkrankungen wie Diabetes.

Eine Maßnahme zur Osteoporoseverhinderung ist z. B. das Meiden phosphatreicher Lebensmittel wie Cola, Würstchen, Kaffee, Schokolade, Alkohol.

Gesunde Ernährung ist die beste Medizin – sagt man. Und da ist viel dran.

- Achten Sie darauf, wo Sie einkaufen, wie Sie Nahrung zubereiten, wann und wie viel Sie essen.
- Kaufen Sie Gemüse und Obst der jeweiligen Jahreszeit.
- Achten Sie auch darauf, warum Sie essen. Oftmals essen Sie nicht aus Hunger, sondern Essen ist Ersatz für etwas anderes.

Die meisten Menschen haben überhaupt keinen Bezug mehr zur Entstehung von Nahrung. Das Säen, Wachsen und Ernten von Pflanzen, das Aufwachsen und Schlachten von Vieh sind aus unserer Anschauung weitestgehend verschwunden.

Das aber hat mit Schöpfung und Dank zu tun. Früher haben die Menschen Tischgebete gesprochen (und manche tun das heute noch).

Wenn Sie nicht beten können, so probieren Sie doch einfach immer wieder vor dem Essen innezuhalten und einen Moment zu schauen, was auf Ihrem Teller liegt.

Essen ist nicht nur ein Grundbedürfnis. Genießen Sie Ihre Mahlzeiten!

Übergewicht ist ein Hauptrisikofaktor für viele Krankheiten. Sollten Sie übergewichtig sein, gehen Sie dieses Problem an. Am Besten nicht allein, sondern mit professioneller Hilfe. Sehr viele Frauen unseres Kulturkreises unterliegen jedoch einem lebenslangen Diät-Wahn. Geschürt durch Medien und Mode, hegen sie in ihrem inneren Bild Vorstellungen, die meist nichts mit ihrem eigenen Körper zu tun haben.

Lernen Sie, sich »auszusöhnen« mit Ihrem Körper. Finden Sie Ihr Wohlfühlgewicht heraus (liegt meist 3 kg über dem erwünschten Idealbild). Gerade in den Wechseljahren kommt es zu Veränderungen. Der Körper greift nach der Rückbildung der Eierstöcke auf andere Östrogenquellen im Fettgewebe zurück. Östrogen hat einen Schutzfaktor für Herz-Kreislauf-Erkrankungen. Frauen mit weiblicher Fettverteilung haben daher durchaus Vorteile in der Risikoeinschätzung! (Natürlich alles mit Maß!)

Bewegung

Wir alle besitzen in unserem Körper viele Muskeln, Knochen, Schnen und Bänder, die da sind, um uns Bewegung im Lebensraum zu ermöglichen. Und sie alle wollen bewegt und trainiert werden, denn ansonsten schrumpfen sie und werden durch Bindegewebe oder Fett ersetzt. Die meisten Menschen in unserer Zeit üben aber Tätigkeiten aus, die wenige Muskeln beanspruchen. Oder aber wir beanspruchen Muskelgruppen für Tätigkeiten, ohne uns dessen bewusst zu sein. Viele sitzen z. B. mit angestrengter Mimik, hochgezogenen Schultern und eingezogenem Kopf am Computer und beanspruchen Muskeln, die für die eigentliche Arbeit nicht nötig sind.

Sport ist nicht Mord, sondern – richtig betrieben – die beste Methode, um sich biologisch jung und leistungsfähig zu halten.

Sportmedizinische Untersuchungen haben gezeigt, dass regelmäßiges Training die Abwehrkraft steigert und damit vor Krebs schützt, das Herz-Kreislauf-System stärkt, die Gedächtnisleistung, Verdauung und den Knochen- und Muskelaufbau fördert. Sport ist ein geeignetes Mittel zum Abbau von Stress und Aggression. Sport wirkt positiv auf die Regulierung von Blutdruck, Fett- und Blutzuckerspiegel.

Sport wirkt auch, wenn schon Schäden im Körper vorhanden sind: »Ausdauertraining mit einem sportlich bedingten Mehrverbrauch von circa 2000 Kalorien pro Woche kann zu einer Rückbildung arteriosklerotischer Veränderungen der Herzkranzgefäße führen.« (Prof. W. Hollmann/Köln) Gesunder Sport und gute Ernährung sind also die besten Mittel gegen den Killer Nummer 1 in Deutschland!

Die Botschaft, dass Bewegung und Sport Endomorphine freisetzt und glücklich macht, hat mittlerweile bestimmt auch schon jeder gehört.

Schaut man sich aber mal in den Fitness-Studios um, wo viele Menschen sich an Geräten abmühen, entsteht nicht immer der Eindruck, dass diese Aussage stimmt.

Und wie so vieles ist heute natürlich auch die Bewegung Modeströmungen unterworfen.

Während man vor Jahren beim Waldspaziergang aufpassen musste, dass man nicht von einer Horde bunt gekleideter Mountain-Biker angefahren wurde, beeindrucken heute Scharen von Nordic-Walkern, die mit ihren Stöcken plötzlich in die Stille der Natur einfallen.

Es ist wichtig, dass Sie den für Sie richtigen Sport finden. Nur so werden Sie Spaß haben und dabeibleiben. Idealerweise sollte dieser verschiedene Trainingsaspekte berücksichtigen wie Ausdauer, Koordination, Beweglichkeit und Kraft. Lassen Sie sich von Fachleuten einen Trainingsplan erstellen und in Intervallen körperlich untersuchen.

Doch auch der Alltag bietet Möglichkeiten zur Bewegung. Meiden Sie Aufzüge, steigen Sie Treppen. Vielleicht können Sie auch öfters Ihr Auto stehen lassen und Wege zu Fuß oder mit dem Fahrrad erledigen. Lernen Sie ein paar Dehnübungen, die Sie in Pausen am Arbeitsplatz durchführen können.

Auch Hausarbeit kann man mit guter Musik im Hintergrund »sportlich« und mit mehr Spaß erledigen. Wie auch immer – treffen Sie Ihre Entscheidung hier und jetzt und fangen Sie spätestens morgen damit an! Falls Sie wirklich gar keinen Sport mögen, so gehen Sie wenigstens spazieren, am besten schneller als sonst, sodass Sie etwas aus der Puste geraten.

Sollten Sie sich doch für ein Fitness-Studio entscheiden, so liegt dieses idealerweise auf Ihrem Nachhauseweg und die gepackte Sporttasche im Auto! Gehen Sie nicht vorher nach Hause: dort warten ein blinkender Anrufbeantworter und ein gefüllter Kühlschrank auf Sie!

Achten Sie darauf, dass Sie kompetent betreut werden im Studio. So mancher hat sich schon durch den falschen Gebrauch von Fitnessgeräten einen Bandscheibenvorfall zugezogen.

Und auch Nordic-Walken will gelernt sein! Belegen Sie einen Kurs, bevor Sie loslaufen.

Viele Übungen kann man auch zu Hause in seinen Tagesplan einbauen wie z. B. Kraft-, Dehn- und Beckenbodenübungen. Es ist nie zu spät, mit sportlicher Tätigkeit zu beginnen!

Vergessen Sie auch nicht, Ihr Gehirn zu trainieren. Sportliche Aktivitäten beeinflussen eindeutig die Gedächtnisleitung, aber darüber hinaus gibt es noch andere Möglichkeiten an »Gehirnjogging«: Vielleicht belegen Sie einen Kurs bei der Volkshochschule und lernen neue Dinge wie Umgang mit dem Internet oder Sprachen.

Das Angebot ist groß, Sie haben die Wahl. Und zuletzt: Werden Sie Ihr eigener Coach!

Eine Patientin, die wegen Gewichtsproblemen zu mir kam, erzählte, dass sie zwar gerne Sport mache, nämlich reiten. Aber immer wieder passiere ihr, dass sie sich im letzten Moment vor dem Losgehen dagegen entscheide. Sie wisse auch nicht, wie das käme.

Ich gab der Patientin folgenden Auftrag: sie solle sich zwei verschiedenfarbige Figuren besorgen und auf ihren Arbeitsplatz stellen. Bevor sie ihre Tagesarbeit beende, solle sie ein Gespräch mit den beiden Figuren führen und hören, was die eine und was die andere zum Thema »Ich gehe jetzt zum Reiten« zu sagen habe. Das solle die Patientin über einen Zeitraum von zwei Monaten durchführen und schriftlich dokumentieren.

Nach zwei Monaten berichtete die Patientin erfreut, sie sei deutlich öfter zum Reiten gekommen und kenne jetzt die Gründe, die sie vom Sport abhalten wollen.

Entspannung

Ent-spannung ist in unserer gespannten Zeit wirklich nicht einfach. Aber ohne Entspannung gibt es keine wirkliche Spannung. Wer immer angespannt durchs Leben geht, wird nicht wirklich seine persönlichen Bestleistungen entfalten können. Im Gegenteil – ständige Überforderung und Disstress verbrauchen vorzeitig Reserven an Lebenskraft und führen zu einem Knick in der Leistungskurve.

Es gibt den »hausgemachten« Stress durch eigene Ansprüche, Karriere- und Perfektionsstreben, Zukunftsängste und den Stress »von außen« durch Konflikte am Arbeitsplatz oder in der Familie, Geldnöte, Krankheit und vieles mehr.

Männer stecken in Rollen und versuchen, mit Kampf und Wettbewerb ihren Erfolg zu erreichen. Frauen stehen unter der Mehrfachbelastung von Familie, Arbeit und zum Teil Pflege.

Aber trotz unserer vielfältigen Weiterentwicklung reagieren wir Menschen heute in Stresssituationen noch genauso wie der urzeitliche Jäger vor einem Mammut:

Es geht um Kampf oder Flucht. Um dies zu bewältigen, schüttet der Körper Stresshormone aus (Adrenalin, Cortisol, Noradrenalin), beschleunigt Atmung und Herzschlag, Blutdruck und Blutzucker steigen.

Erst wenn die Gefahr vorüber ist, werden die Stresshormone wieder abgebaut.

Viele Menschen leben heute jedoch unter Dauerstrom, der krank macht. Es können Bluthochdruck, muskuläre Verspannungen, Magengeschwüre, Verdauungsprobleme, Kopfschmerzen, Tinnitus und Schlaganfälle ausgelöst werden. Außerdem kommt es zur Erschöpfung der Hormondrüsen und vorzeitigen Wechseljahrsbeschwerden. Wer immer unter Stress steht, hat häufig Gewichtsprobleme. Der anhaltend hohe Cortisolspiegel mit seinen Auswirkungen auf den Zuckerhaushalt verunmöglicht den ersehnten »Waschbrettbauch« und führt zum »Waschbärbauch«.

Zusätzlich benutzen Dauergestresste häufig die Alltagsdrogen Nikotin und Alkohol zur Entspannung und gehen dadurch neue Risiken ein.

Sie finden im heutigen Gesundheitsmarkt ein großes Angebot unterschiedlicher Verfahren zur Entspannung. Wichtig ist aus meiner Sicht, dass es auch bei diesem Thema keine für alle Menschen verbindliche Lösung gibt. Während der eine beim autogenen Training entspannen kann, bringen sie den anderen damit erst so richtig auf die Palme. Das heißt also, Sie sollten Verschiedenes ausprobieren und das für Sie richtige Verfahren in Ihren Alltag integrieren.

Integrieren heißt: täglich üben, täglich einen (wenn auch noch so kleinen) Raum dafür bereithalten. So als ob Sie täglich auf Ihre kleine Insel gehen.

Es kann sein, dass Sie nicht mal eine Technik brauchen, sondern dass das Hören von Musik oder das Selber-Musizieren, Gartenarbeit, Meditation, ein Gebet oder ein Aromabad Sie entspannen.

Vielleicht gönnen Sie sich auch regelmäßig eine Massage oder eine Craniosakraltherapie durch einen Therapeuten.

Es gibt viele Kurse zum Erlernen von autogenem Training, progressiver Muskelrelaxation, Atemtechniken, Yoga, Tai Chi, Qigong und vieles mehr.

Ganz wichtig ist, dass Sie auf ausreichenden und guten Schlaf achten. Regelmäßige Schlafzeiten, nicht zu spätes Zubettgehen, ein abgedunkelter Raum, kein intensives Lesen oder Fernsehschauen vorm Schlafen sind unterstützende Maßnahmen. Der Schlaf ist unser Jungbrunnen und ermöglicht tiefe Regeneration.

Entgiftung

Entgiftung ist in meinem Therapiekonzept ein ganz grundlegender Ansatz.

Während in früheren Zeiten Hunger und Sattessen sich durch äußere Rahmenbedingungen abwechselten, leben wir heute in einer Überflussgesellschaft. Und trotzdem haben etliche Menschen Mangelerscheinungen an wichtigen Elementen bei gleichzeitigem Übergewicht.

Die vielfältigen Stoffe der Lebensmittelindustrie, die unserem Essen beigemischt und von unserem Körper nicht verstoffwechselt werden können, lagern sich in unserem Bindegewebe ab. Unbehandelt kann dies zu Allergien und Gelenkproblemen führen.

Wir leben in einer Suchtgesellschaft. Die Alltagsdrogen Alkohol und Nikotin werden immer stärker auch von jungen Menschen konsumiert. Es gibt erschreckende Berichte über das Komatrinken der Jugendlichen.

Im WHO Weltgesundheitsreport 2002 kann man folgende Zahlen lesen:

Weltweit rauchen 1 Milliarde Männer und 250 Millionen Frauen. Rauchen ist die Ursache von 90 % aller Lungenkrebsfälle. 50 % der jungen Raucher werden an den Folgen des Rauchens sterben, wenn sie Raucher bleiben.

Rauchen ist verantwortlich für ein Drittel aller Krebserkrankungen, aber auch für Herz-Kreislauf-Erkrankungen, Diabetes, Immunerkrankungen, Störungen des Magen-Darmtraktes, Impotenz und Leistungsschwäche (diese Auflistung ist nur eine Auswahl!).

Ein Körper, der Entgiftungsbedarf hat, zeigt unterschiedliche Symptome wie z. B. Müdigkeit, Konzentrationsmangel, Leistungsabfall, Stimmungsschwankungen, Durchblutungsstörungen, Allergien, Gelenkschmerzen, Völlegefühl, Blähungen, Verstopfung, Infektanfälligkeit, Kopfschmerzen, Hautausschläge, Muskelverspannungen.

Alte naturheilkundliche Verfahren zur Entgiftung sind z. B. das Schröpfen und der Aderlass. Ich arbeite in meiner Praxis mit der Matrix-Regenerationstherapie, die vom Schröpfen abgeleitet ist, unterstützt durch homöopathische und phytotherapeutische Ausleitungsmittel.

Viele Naturheilmittel entfalten erst nach einer Entgiftung ihre volle Wirkung.

Ein sehr wirksames Entgiftungsverfahren ist natürlich auch das Fasten. Gut bewährt hat sich bei vielen meiner Patientinnen der »Fastenurlaub«, am besten in einer Gruppe, denn so fällt es den meisten Menschen leichter durchzuhalten.

Oder Sie versuchen zu Hause vier Wochen Urlaub von Ihren schlechten Gewohnheiten zu machen: Verzicht auf Alkohol, Nikotin, Koffein, ungesundes fettes Essen. Vielleicht gelingt es Ihnen ja, mehrmals im Jahr solche »Fastenperioden« einzurichten. Das Wohlgefühl steigt danach deutlich an.

Und so manch einer/eine hat danach seine Alltagsgewohnheiten grundlegend verändert.

Dies ist die effektivste und billigste Methode, um Ihre Lebenszeit zu verlängern.

2. Homöopathische Therapie und Mikronährstoffe/ Vitalstoffe (Orthomolekulare Therapie)

Meine Erfahrung der letzten 13 Jahre ist, dass es eine wirkliche Fülle an naturheilkundlichen Mitteln zur Begleitung des Wechsels und der Altersvorsorge gibt.

Neben den homöopathischen Einzelmitteln wie z. B. Pulsatilla, Lachesis und Sepia sind es z. B. die Komplexmittel, Phytotherapeutika, Bachblüten, Emotionalmittel, Vitamine, Aminosäuren, Mineralien und Spurenelemente. Ihnen gemeinsam ist, dass sie wirksam und nebenwirkungsarm heilsame Entwicklungsprozesse bei Menschen in Gang setzen.

Mein Vorgehen hierbei ist – wie schon bei der Diagnostik erwähnt – ein individuelles Austesten von Präparaten mit der Elektroakupunktur. Andere Therapeuten testen kinesiologisch, d. h. über Muskeltests. Wieder andere führen homöopathische Anamnesegespräche.

Den jeweils vorhandenen Vitamin-, Aminosäure-, Mineral- oder Spurenelementbestand kann man natürlich auch in Bluttests nachweisen.

Wichtig ist aus meiner Sicht die individuelle Behandlung und Beratung durch eine Fachfrau oder einen Fachmann.

Ich halte nichts davon, ein Multivitamin- oder Eiweißpräparat im Supermarkt zu kaufen nach dem Motto: Vitamine oder Eiweiß sind immer gut. Diese Präparate enthalten meist nicht die richtige Dosis und Zusammensetzung.

Bei der Diagnostik und Therapie mit naurheilkundlichen oder orthomolekularen Präparaten bedarf es der genauen Kenntnis.

Eine gute Ernährung ist die Basis der Therapie. Viele Nahrungsmittel besitzen aber durch die lange Nahrungsmittelkette und durch ausgelaugte Böden nur noch einen verminderten Gehalt an Vitalstoffen.

Mit zunehmendem Alter haben die Menschen zwar einen reduzierten Grundumsatz, d. h. weniger Bedarf an Kalorien, aber einen gesteigerten Bedarf an Mikronährstoffen. Zusätzlich können häufig durch Darmerkrankungen weniger Stoffe aus der Nahrung aufgenommen werden.

Ein weiteres Problem ist, dass wir im Alter quasi »ranzig und rostig« werden.

Das geschieht durch die freien Radikale, die in den meisten Körperzellen als Nebenprodukte des Stoffwechsels entstehen und durch Alkohol, Rauchen, UV-Strahlung, Umweltgifte, Stress, Arzneimittel und Leistungssport zusätzlich ansteigen. Die freien Radikale schädigen die DNS und die Gefäßwände und sind mitverantwortlich für die Entstehung von Herz-Kreislauf-Erkrankungen, Krebs, Parkinson, Rheuma, Alzheimer, Katarakt.

- Vitamin A, C, E und β-Carotin helfen, die Schäden der freien Radikale einzudämmen.
- Homocystein ist eine Aminosäure, die einen Risikofaktor für Herz-Kreislauf-Erkrankungen darstellt. Die Zufuhr der Vitamine B6/B12/Folsäure kann erhöhte Blutspiegel dieser Aminosäure senken.
- Zusätzlich wirken Omega-3-Fettsäuren (enthalten in Leinsamenöl, Rapsöl und Lachs) und die Aminosäure L-Arginin schützend vor Herz-Kreislauf-Erkrankungen.
- Diabetiker haben einen erhöhten Bedarf an B-Vitaminen, Vitamin C und E, Zink und der Aminosäure Taurin.
- Zur Behandlung der Osteoporose werden neben Calcium und Vitamin D3 Vitamin K und C und die Aminosäuren Lysin und Arginin eingesetzt.
- Für eine gesunde Prostata sind neben Vitamin E, Selen und Zink die Aminosäuren Alanin, Glutamin und Cystein hilfreich.
- Die Aminosäure Tryptophan ist ein Vorläufer des Serotonins. Ein Mangel an Serotonin kann Depressionen, Angstzustände und Schlaflosigkeit auslösen und durch die Aminosäuregabe behoben werden.
- Selen ist besonders wichtig in der Behandlung von Schilddrüsenerkrankungen, die häufig bei Frauen in den Wechseljahren diagnostiziert werden.

Dies ist nur ein kleiner Ausschnitt an Anwendungsmöglichkeiten.

Mikronährstoffe bewirken Fitness und Wellness von innen. Sie können neben der Gabe von Tabletten bei erhöhtem Bedarf auch über Infusionen angewandt werden.

Im Bereich der Pflanzenstoffe sind besonders die Isoflavonoide bekannt geworden, die in Hülsenfrüchten wie Bohnengewächsen und Soja vorkommen. Sie werden auch als pflanzliche Östrogene bezeichnet und können als Nahrungsmittel (z. B. Tofu) oder Tabletten Wechseljahresbeschwerden lindern. Pflanzliche Hormone für den Mann sind z. B. der Hafer, Ginseng oder die Heilpflanze Tribulus terrestris, die in Osteuropa, Indien, Afrika und auf Hawaii wächst. Sie steigert den Testosteronspiegel, die körperliche Leistungsfähigkeit und das Muskelwachstum auf natürliche Weise.

3. Hormonersatztherapie

Die am meisten verbreitete Methode der Behandlung der Wechseljahre ist insbesondere bei Frauen die Behandlung mit *synthetischen* Hormonen. Viele behaupten sogar, es sei die einzig wirksame Methode.

Gleichsam ist in den letzten Jahren durch das Bekanntwerden von Studienergebnissen dieses Gedankenkonzept zumindest bei vielen Patientinnen ins Wanken gekommen. Groß ist die Angst vor den immer wieder im Raum stehenden Risiken der Hormontherapie wie z. B. erhöhtes Brustkrebsrisiko, gesteigertes Risiko für Thrombosen und Hirninfarkte.

Viele Ärzte behandeln Frauen schon zu Beginn der Wechseljahre mit synthetisch hergestellten Östrogenen und Gestagenen, meist in Tablettenform, also einer festen Zusammensetzung.

Wie wir jedoch eingangs betrachtet haben, ist der Beginn der Wechseljahre durch ein Fehlen von Progesteron gekennzeichnet und nicht durch einen Östrogenmangel. Außerdem sind nicht alle Frauen gleich!

Frauen mit typisch weiblicher Fettverteilung produzieren in den Wechseljahren im Fettgewebe durch Umwandlung von Testosteron ihr Östrogen selber.

Sehr schlanke Frauen haben dagegen eher einen Östrogenmangel.

Neben den synthetischen Hormonen gibt es die *natürlichen* oder *bioidentischen* Hormone, die im Labor aus Hormonvorstufen gewonnen werden, die man in Sojabohnen oder in der Jamswurzel findet.

Falls eine Hormontherapie nötig ist, behandle ich zu Beginn der Wechseljahre daher mit natürlichem Progesteron zum Einreiben (transdermal).

Progesteron ist das Gestagen, welches im Körper produziert wird und z. B. für den Erhalt der Schwangerschaft essenziell ist.

Falls im Fortschreiten der Jahre Östrogen erforderlich ist, behandle ich auch am liebsten transdermal in Form von Dosiergels.

Die Testosterontherapie beim Mann sollte ebenfalls mit natürlichen Hormonen und transdermal durchgeführt werden. Vorteile dieser Methode sind individuelle Dosierbarkeit und niedrige Blutspiegel.

Menschen, die eine homöopathische Behandlung ablehnen, und solche, bei denen diese Therapieform keine ausreichenden Erfolge zeigt, sowie Patienten mit hohem Leidensdruck behandele ich mit Hormonen. Zusammengefasst möchte ich sagen: Falls Hormongaben nötig sind, dann so wenig wie möglich – transdermal (über die Haut) – und möglichst mit natürlichen Hormonen, die chemische Kopien der Hormone sind, die vom menschlichen Organismus synthetisiert werden.

Bei Menschen mit fortgeschrittener hormoneller Erschöpfung (Burnout) ist es nötig, auch andere Hormone zu ersetzen wie z. B. Cortisol oder DHEA.

Diese Therapien gehören aber in die Hand von Spezialisten. Aussagen wie »Nimm einfach 50 mg DHEA täglich, dann wirst du wieder jung!« sind unhaltbar.

Es gilt nicht die Hormontherapie zu verteufeln, sondern individuell im Bedarfsfall verantwortungsvoll einzusetzen. Das gilt natürlich auch für die Behandlung mit Schilddrüsenhormonen.

4. Gespräch

Die Zeit des Wechsels ist wirklich eine reiche Zeit. Nicht nur im Körper kommt es zu tief greifenden Veränderungen, nein – auch im Äußeren, Ihrer Umgebung.

Folgende Themen stehen oftmals gleichzeitig – allein oder in Summation – zur Bewältigung an:

- Die Kinder sind oder kommen in die Pubertät (oftmals mit so manchen Kapriolen verbunden) oder verlassen das Elternhaus.
- Die eigenen Eltern werden krank, pflegebedürftig oder sterben.
- Der Ehemann steckt in seiner »Midlife-Crisis« und hat eine Geliebte (geht natürlich auch umgekehrt: die Ehefrau hat einen neuen Freund).
- Der Arbeitsplatz geht verloren; die Chancen, eine neue Stelle zu finden, sind nicht groß.
- Eine Krankheit kann Lebenspläne zerstören.

Von heute auf morgen kann sich das Leben völlig verändern.

Viele Menschen überdenken durch den Kontakt mit ihren eigenen Eltern in dieser Zeit noch einmal ihre eigenen Rollen. Es geht häufig um Aussöhnung mit Eltern und Vergangenheit. Wenn die eigenen Kinder aus dem Haus gehen, sind die zurückbleibenden Erwachsenen plötzlich wieder ein Paar, das ganz neu lernen muss, aufeinander zuzugehen.

Viele Frauen versuchen nach der Kinderphase wieder einen neuen Start in ihren Beruf. Etliche solcher Geschichten, die das Leben schreibt und die oftmals nicht ohne Komplikationen sind, finden Sie im nächsten Kapitel.

Einige Menschen schaffen das Reden, Reflektieren und Sortieren in dieser Zeit allein, ohne therapeutische Hilfe. Aus meiner Erfahrung aber ist es sehr nützlich, sich eine »Außensicht« in dieser Zeit zu leisten, um das eine oder andere Problem zu bearbeiten.

Ich arbeite dabei mit systemisch orientierter Gesprächs- und Aufstellungsarbeit, einzeln mit Paaren oder auch in der Gruppe.

Und es gibt andere therapeutische Möglichkeiten wie die Biografiearbeit, das Ausdrucksmalen, Tanz, Gestalttherapie und vieles andere mehr. Finden Sie das für Sie Passende und Stimmige in Ihrer Situation!

So manche Ehe oder Partnerschaft könnte weiterleben, wenn die Menschen lernen würden, miteinander zu sprechen.

In diesem Kapitel konnten Sie erkennen, dass die Behandlung von Wechseljahrssymptomen und die Vorbeugung von Alterserkrankungen (Anti-Aging) eine große Vielfalt aufweist.

Der wichtigste, effektive und kostengünstige Teil der Maßnahmen liegt dabei im Bereich der im Abschnitt »Basismaßnahmen« beschriebenen Methoden. Die Entscheidung für ein gesundes Leben treffen Sie selbst!

Wie Menschen in Selbstverantwortung ihr körperliches und seelisches Heil regulieren, ordnen und mitgestalten können, hat Hildegard von Bingen bereits im 12. Jahrhundert definiert. Lesen Sie im Folgenden die sechs Lebensregeln der Ordensfrau, und Sie werden erkennen, dass diese sehr gut zu den Basismaßnahmen passen.

Die sechs Lebensregeln nach Hildegard von Bingen:

1. Regulieren Sie Schlafen und Wachen zur Regeneration überstrapazierter Nerven.
2. Achten Sie beim Essen und Trinken auf die Subtilität der Lebensmittel. Also auf die nützlichen Heilkräfte, die die Natur für den Menschen bereithält.
3. Bringen Sie Bewegung und Ruhe in ein gesundes Gleichgewicht.
4. Schöpfen Sie Lebensenergie aus den vier Weltelementen – Feuer, Luft, Wasser, Erde – durch positive Naturerlebnisse und natürliche Heilmittel.
5. Fördern Sie die Ausleitung von Verunreinigungen und Schadstoffen aus dem Bindegewebe.
6. Stabilisieren Sie seelische Abwehrkräfte durch Erkennen der eigenen Schattenseiten (Laster = Risikofaktoren) und versuchen Sie, diese durch heilende Schutzfaktoren (Tugenden) auszugleichen.

Die heutige Anti-Aging-Medizin forscht natürlich weiter und erhält ständig neue Erkenntnisse zur Zellalterung und Vorsorge von Krankheiten.

So gibt es für jede unserer Zivilisationskrankheiten gute Hilfen aus den Bereichen der Schulmedizin, aber auch der Homöopathie und Orthomolekularen Medizin.

Nutzen Sie die neuen Forschungsergebnisse, um gesund zu bleiben.

Vorbeugung ist immer die beste Medizin.

7 Geschichten, die das Leben schreibt

Im Folgenden möchte ich Ihnen einige typische Symptome und Themen der Wechseljahre durch gelebte Patientenfälle aufzeigen und sie miterleben lassen. Vielleicht finden Sie sich in dem einen oder anderen Fall teilweise wieder. Und ich möchte Ihnen meine verschiedenen Behandlungsansätze und Vorgehensweisen in der Praxis darstellen.

In meinem Verständnis ist es wichtig, Menschen in dieser Zeit individuell zu begleiten.

Wechseljahre sind eine Krisenzeit, eine Zeit des Wachstums und eine Zeit neuer Chancen.

Besonders wichtig ist es, in dieser Zeit nach der Lebensführung eines Menschen zu fragen.

Wie sieht sein Rhythmus aus zwischen Spannung und Entspannung, Schlafen und Wachen, Arbeit und Freizeit? Wie ernährt er sich? Welche Bedeutung hat für ihn Bewegung? Welche individuellen Möglichkeiten hat er zum Ausgleich seiner Belastungen?

Ich forsche immer auch nach den persönlichen Ressourcen: Wenn ein Mensch das Wechseljahrsalter erreicht, hat er vorher schon andere Krisen bewältigt. Wie hat er das gemacht? Was war für ihn hilfreich? All das gilt es zu erfragen und wieder an die Oberfläche zu fördern.

Wenn wir in Krisenzeiten den Mut aufbringen, tief genug zu tauchen, werden wir Perlen finden. Wir werden Verluste erleiden, aber neue Wege finden. Vielleicht finden wir auch Lebensaufgaben, die uns wegleiten von unserem bisher nur für uns gelebten Leben zu anderen Lebensmotiven.

In Krisenzeiten werden wir oft überrollt von unseren Gedanken und Gefühlen.

Wenn wir lernen, diese Gedanken und Gefühle zuzulassen, zu betrachten und zu verstehen, dass wir mehr sind als diese Gedanken und Gefühle, finden wir neue Schritte.

Wenn wir lernen, unser Glück zunehmend unabhängig zu machen von äußeren Ereignissen, wachsen wir.

Wenn wir verstehen, dass die Buntheit unseres Lebens auch von der Farbe unserer Gedanken und Stimmungen abhängt, werden wir freier.

Wenn wir lernen, im Moment zu leben, werden wir glücklicher.

Haben wir all dies gelernt, können wir vielen anderen Menschen in Krisensituationen helfen.

Aus dem Gesagten wird deutlich, dass ein großer Teil der Begleitung von Wechseljahrspatienten für mich im Gespräch besteht. Dabei arbeite ich mit Einzel- und Paargesprächen, Einzelaufstellungen und Aufstellungen in der Gruppe.

Bei der medikamentösen Behandlung der Wechseljahrssymptome gibt es:

- die Gabe von synthetischen Hormonen (in Form von Tabletten, Spritzen, Pflastern oder Gels)
- die Darreichung von bioidentischen oder auch natürlichen Hormonen, die im Labor aus Hormonvorläufern synthetisiert werden, die man in Sojabohnen oder Jamswurzeln findet
- phytotherapeutische, also pflanzliche Präparate
- homöopathische Präparate
- und die orthomolekularen Substanzen wie Aminosäuren, Vitamine und Spurenelemente.

Individuelle Ernährungs- und Bewegungsberatung, Entgiftung und Entspannungstherapien gehören immer zum Behandlungskonzept.

Welche Verfahren zur Anwendung kommen, ist abhängig von dem Wunsch und Erfordernis des jeweiligen Patienten und stets neu verhandelbar.

Schauen wir uns zunächst einige Beispiele zur medikamentösen Behandlung von Wechseljahrsbeschwerden an.

Frau R. und die Behandlung mit synthetischen Hormonen

Frau R. ist eine 57-jährige Lehrerin am Gymnasium. Sie ist eine attraktive Frau, die stets mit modischer Kleidung und mit perfektem Make-up in meine Praxis kommt.

Der Wunsch nach Perfektionismus ist in ihrem Leben sehr wichtig – wie sie selber betont –, besonders in ihrem Arbeitsleben.

Eines Tages kam sie völlig aufgelöst zu mir und erzählte: »So geht das nicht mehr weiter. Ich brauche sofort Hilfe! Ich kann seit Wochen nicht mehr schlafen. Um 4 Uhr nachts wache ich auf und bin in Schweiß gebadet. Ich muss das Nachthemd wechseln und liege unruhig im Bett, bis um 6 Uhr der Wecker klingelt. Dann stehe ich vor der Klasse und habe das Gefühl, nur Watte im Kopf zu haben. Ich kann mich überhaupt nicht mehr konzentrieren! Zugleich fühle ich mich todmüde und fix und fertig.

Und dann überkommt mich vor den Schülern ein solcher Hitzeanfall, der steigt von unten auf in meinen Kopf. Ich stehe hochrot und klatschnass vor den Schülern und glaube, dass das alle sehen!

Ja also und – mit meinem Mann – Verkehr bräuchte ich überhaupt keinen mehr zu haben. Ich bin sicher, er würde mich nicht verlassen deswegen, aber es schadet doch irgendwie unserer Beziehung.«

Ich schlug ihr vor, einen Hormonstatus zu machen, und stellte ihr verschiedene Behandlungsansätze vor.

Für sie stand der Wunsch nach »sofortiger Abhilfe« ihrer Symptome im Vordergrund, und sie wollte nichts hören von alternativen Therapien.

Der Hormonstatus zeigte eine deutliche postmenopausale Situation mit Abfall aller Eierstockshormone.

Frau R. lehnte auch eine Behandlung mit Hormongel oder

Pflaster ab, sie wollte Tabletten. So verordnete ich ihr ein kombiniertes synthetisches Östrogen/Progesteronpräparat.

Nach drei Monaten kam sie wieder und berichtete, ihre Beschwerden seien gemildert und jetzt erträglich, aber erst, nachdem sie an einigen Tagen die doppelte Dosis des Präparates nehme.

Gegen ihre Scheidentrockenheit nahm sie zusätzlich ein lokales Östrogenpräparat. Wir vereinbarten regelmäßige Kontrolltermine, um mögliche Nebenwirkungen der Behandlung rechtzeitig zu erkennen.

Auch wenn dies nicht mein favorisierter Therapieansatz ist, hat er der Patientin geholfen – und das zählt.

Fallgeschichte **Frau A. und die Behandlung mit natürlichen (bioidentischen) Hormonen**

Frau A. ist eine 52-jährige Kosmetikerin, die seit Jahren in einem großen Bioladen in der Naturkosmetikabteilung arbeitet.

Als sie in die Praxis kam, berichtete sie: »Ich habe furchtbaren Stress am Arbeitsplatz. In den letzten vier Jahren wurden mir fünf verschiedene Chefs vorgesetzt. Es herrscht so schlechte Stimmung unter den Mitarbeitern, alle fühlen sich unter Druck. Eigentlich liebe ich meine Arbeit. Aber in letzter Zeit habe ich immer mehr Angst, etwas falsch zu machen. Besonders wenn ich meine Blutung habe, die nur noch unregelmäßig kommt, fällt mich Tage vorher schon eine Migräne an, die mir kaum erlaubt zu arbeiten.

Nachts schlafe ich schlecht. Sorgen quälen mich beim Einschlafen. Wenn ich meinen Arbeitsplatz verliere, wer nimmt mich dann noch in meinem Alter? Ich werde immer ängstlicher und trauriger. Ich habe selber schon einiges an pflanzlichen Präparaten probiert, aber nichts hat geholfen. Aber ich kann doch keine Hormone nehmen! Stellen Sie sich das doch mal vor!«

Für Frau A. war es völlig unmöglich, in einem Bioladen zu arbeiten und Hormone zu schlucken. In ihrem Hormonstatus sah man einen deutlichen Mangel an Progesteron.

Ich schlug ihr daher vor, mit einem natürlichen Progesterongel zu arbeiten, und ergänzte die Therapie mit der Aminosäure Hydroxytrytophan zur Schlafregulierung.

Außerdem gab ich ihr die Aufgabe, eine Liste mit all ihren Fähigkeiten und Stärken, die sie in ihre Arbeit mitbringt, anzufertigen. Das fand sie zunächst sehr seltsam, aber sie tat es.

Beim nächsten Zusammentreffen ging es ihr deutlich besser, vor allem auch, weil sie besser schlief. Wir führten dann noch einige Gespräche und machten eine Aufstellung zu ihrer Arbeitssituation, die ihr neue Handlungsmöglichkeiten am Arbeitsplatz ermöglichten.

Frau B. und die Behandlung mit Naturheilverfahren

Fallgeschichte

Frau B. ist eine 50-jährige Lehrerin in der Berufsschule. Ich kenne die Patientin schon seit vielen Jahren. Sie hat immer wieder schubweise einen starken Haarausfall, der sie total panisch werden lässt. Zusätzlich gibt es ein kleines Myom, das ihr aber keine Probleme bereitet. Wir haben schon mit verschiedenen Ansätzen gearbeitet, sowohl mit synthetischen als auch natürlichen Hormonen. Eine gewisse Zeit verschwindet dann darunter das Symptom, um dann aber noch stärker wieder aufzutreten.

Zusätzlich berichtete die Patientin beim letzten Besuch von »neu aufgetretenen, hässlichen Gesichtshärchen« und großer Abgeschlagenheit. »Warum wachsen denn jetzt die Haare in meinem Gesicht und nicht auf dem Kopf, wo sie hingehören?«, fragte sie mich empört.

Ich erklärte ihr, dass Östrogen in Androgen umgewandelt werden kann und dass manche Haarfollikel auf Androgen sehr empfindlich reagieren.

Da ich weiß, dass die Patientin durch ihre Schul- und Familientätigkeit und die Pflege eines kranken Elternteils sehr unter Stress steht, schlug ich ihr einen neuen Ansatz vor:

Absetzen der Hormonpräparate und Ersatz durch ein für sie (mit der Elektroakupunktur) ausgetestetes Phytohormon, homöopathische Unterstützung der Nebennierenrinde, Kontrolle der Schilddrüsenhormone und Gabe von Selen und die Gabe eines Nahrungsergänzungsmittels mit Vitaminen und Mineralien.

Zusätzlich führten wir über fünf Wochen eine Entgiftungsbehandlung mit der vom Schröpfen abgeleiteten Matrix-Regenerations-Therapie durch.

Nach dieser Entgiftungsbehandlung gönnte sich Frau B. einmal pro Woche eine tiefe Entspannung mit der Craniosakraltherapie.

Dann sammelten wir in gemeinsamen Gesprächen Ideen, wie Frau B. anders mit ihrem Stress umgehen und an manchen Stellen reduzieren konnte.

Wir sprachen auch über ihre Ernährung, und Frau B. begann in der Folge, ihren Zuckerkonsum, der ihr »Trost« in Stresszeiten war, zu senken. Sie richtete sich auch wieder regelmäßige Zeiten für sich selbst im Wochenplan ein, die sie mit Mountainbike-Fahren verbrachte. Nach einem Zeitraum von vier Monaten fühlte sich die Patientin deutlich energetischer, und ihr Hauptsymptom, der Haarausfall, war verschwunden.

Herr S. und die Behandlung mit Naturheilverfahren

Herr S. ist ein 64-jähriger pensionierter Beamter. Er kam sehr skeptisch zu mir, und eigentlich auch nur, weil ihn seine Frau, die auch meine Patientin ist, schickte.

Er litt schon seit Jahren unter einer Prostatavergrößerung und unter Erektionsproblemen.

Seit seiner Pensionierung schlief er schlechter, und seine Libido war total reduziert. Dies gefiel seiner 15 Jahre jüngeren Frau gar nicht. Sie war nicht bereit zu erdulden, dass er sich zurückzog mit der Erklärung: »Ich bin halt alt, da geht das nicht mehr mit dem Sex.«

Herr S. nahm schon seit Jahren Beta-Blocker, vom Hausarzt verordnet wegen Blutdruckschwankungen.

Mit 55 Jahren hatte er sich sterilisieren lassen und dabei so schlechte Erfahrungen mit Urologen gemacht, dass er nicht mehr bereit war, schulmedizinische Untersuchungen durchführen zu lassen.

Aber er ließ sich, wenn auch mit Vorbehalt, auf naturheilkundliche Ansätze ein.

Nach der ersten Austestung schlug ich ihm vor, ein homöopathisches Testosteronpräparat zu nehmen. Dies zeigte jedoch wenig Erfolg.

Dann war er bereit, eine Entgiftungsbehandlung durchführen zu lassen. Wir reduzierten die Beta-Blocker deutlich und fanden ein herzstärkendes homöopathisches Präparat für ihn. Zusätzlich behandelte ich ihn mit der Heilpflanze »Tribulus terrestris«, die als Testosteronbooster gilt. Durch diese medikamentösen Veränderungen kam ein Prozess in Gang.

Bei der nächsten Konsultation berichtete er, es gäbe Neuigkeiten, er sei wieder interessierter an seiner Frau, es laufe zwar nicht mehr »wie in der Jugendzeit«, aber schließlich gäbe es ja auch verschiedene Formen der Sexualität. Seine Frau sei jetzt auch nicht mehr so ungeduldig, seit sie sehe, dass er sich mit dem Thema beschäftige.

Zusätzlich berichtete er: »Nach meiner Pensionierung bin ich in ein Loch gefallen. Ich wusste nichts mehr mit mir anzufangen. Ich zog mich immer mehr zurück. Jetzt habe ich angefangen, aufzuräumen in meinem Zimmer, habe mich von alten Akten der Berufszeit befreit und wieder mit der Musik begonnen. Ich war mal ein ganz guter Bratscher.

Vielleicht werde ich demnächst ein paar Stunden nehmen und mir ein Streichquartett suchen zum Musizieren.«

In den nächsten Wochen konnte er sogar zumindest in Erwägung ziehen, sich einmal wieder urologisch untersuchen zu lassen. Im Internet hatte er eine »Prostatadiät« gefunden, die er jetzt auch anfing umzusetzen.

Herr F. und die Behandlung mit Hormonen

Herr F. ist ein 51-jähriger Mann, der im mittleren Management eines Chemiekonzerns arbeitet. Er ist verheiratet und Vater einer 7-jährigen Tochter.

Seit einem Jahr baut er mit seiner Frau ein Haus, wobei er am Wochenende viele Arbeiten selbst erledigt. Er kam zu mir, weil er seit geraumer Zeit eine Veränderung bei sich wahrnahm, die ihn beunruhigte. Er galt in seinem Beruf als intelligenter und umsichtiger Kenner der Materie, der sich durch guten Führungsstil und Verhandlungsgeschick auszeichnete.

Dies ließ ihn recht schnell auf der Karriereleiter aufsteigen. Seit einiger Zeit bemerkte er aber, dass seine Umsichtigkeit schwand und er Stimmungsschwankungen ausgesetzt war. Mal war er rasch aufbrausend und aggressiv und verfehlte im Beruf den sonst so an ihm geschätzten guten Ton, mal war er depressiv und antriebslos. Er konnte sich in Verhandlungen schlechter konzentrieren. Nachts schlief er wenig. Er zog sich zurück von seinen Freunden und zunehmend auch von seiner Frau. Während früher für ihn die Sexualität eher ein Ausgleich war in spannungsreichen Zeiten, verspürte er jetzt kaum Lust.

Den erstaunten Anfragen seiner Frau entfloh er genervt in sein Zimmer. Er hatte auch keine Lust mehr zu joggen. Und langsam entwickelte sich ein kleiner Bauchansatz bei seinem sonst eher sportlichen Körper.

Als er hörte, dass ein befreundeter Arbeitskollege seines Alters am Wochenende mit einem Herzinfarkt auf dem Tennisplatz zusammengebrochen war, bekam er Angst und vereinbarte einen Termin. Die Hormonuntersuchung zeigte einen für sein Alter deutlich erniedrigten Testosteronspiegel. Die urologische Untersuchung war unauffällig.

Herr F. nutzte diese Krise, um in gemeinsamen Gesprächen über seine Lebensgestaltung nachzudenken. Er sah deutlich, dass er sich in den letzten Jahre überfordert und über sein Maß gelebt hatte. Er konnte in einer Aufstellung den »inneren Antreiber« für diese Überforderung herausfinden: Er kam aus einer

Familie, in der er früh gelernt hatte, nur wer viel leistet, wird geliebt. Ihm wurde plötzlich klar, dass er einige dieser Haltungen als Botschaft schon jetzt an seine Tochter weitergegeben hatte. Herr F. stimmte einer Auszeit von vier Wochen zu. Ich behandelte ihn mit Testosterongel und Nahrungsergänzungsmitteln.

Er reduzierte seinen Nikotinkonsum, den er in der letzten Zeit zum Spannungsabbau deutlich gesteigert hatte. Er begann wieder mit seinem Sportprogramm.

Ganz wichtig war es ihm, mehr Zeit mit der Familie, besonders der kleinen Tochter, zu verbringen. Dafür beendete er seine Tätigkeit am Bau und delegierte sie an Fachfirmen.

Nach einem halben Jahr hatte er seine Krise überwunden und ein bewussteres Leben begonnen. Die Hormonsubstitution konnte reduziert werden.

Im Folgenden möchte ich Ihnen Fallbeispiele schildern, die mögliche, wichtige Themen der Wechseljahre berühren. Im Vordergrund steht hier nun das Gespräch.

Im nächsten Beispiel stelle ich Ihnen eine Aufstellung in einer Einzelberatung vor. Eine Grafik zur Aufstellung finden Sie unter www.dr-kirstgen.de.

Frau Z. und die Beratung in einem Entscheidungskonflikt

Fallgeschichte

Frau Z. ist 49 Jahre alt, verheiratet, ohne Kinder und arbeitet als Chefsekretärin in einer großen Werbeagentur. Sie ist seit Jahren meine Patientin, und ich betreue sie sowohl gynäkologisch als auch in der Naturheilsprechstunde. Die Patientin hatte ein großes Myom mit Blutungsstörungen und Anämien, das wir jahrelang mit naturheilkundlichen Methoden gut »unter Kontrolle« hatten.

Es kam jedoch der Zeitpunkt, dass angesichts ihrer immer wiederkehrenden starken Blutungen die Ratschläge ihrer Freundinnen, über eine Operation nachzudenken, sie verunsicherten.

Mit dieser Ausgangslage riet ich ihr zu einer ambulanten Untersuchung in einer Klinik.

Dort gab man ihr zu verstehen, sie solle die Gebärmutter unverzüglich entfernen lassen, hätte es schon lange tun sollen, da sie dieses Organ »doch nicht mehr brauche«. Völlig verzweifelt kam die Patientin mit diesem Befund zu mir zurück.

Wir beschlossen, uns Zeit zu nehmen und diesen Konflikt in einem Gespräch und einer Aufstellung anzuschauen. Zunächst befragte ich Frau Z. nach den für sie wichtigen Umständen und Menschen in ihrer aktuellen Situation und was ihr Ziel in diesem Entscheidungskonflikt war.

Dann bat ich sie, für alle im Gespräch erwähnten Personen, Umstände, Symptome und Organe jeweils einen Platzhalter auszusuchen, d. h. eine Holzfigur, die stellvertretend aufgestellt werden konnte.

Sie wählte folgende Platzhalter aus:

- sich selbst, im folgenden »Fokus« genannt
- die Gebärmutter
- die beratenden Frauen (Freundinnen)
- den Ehemann
- ihr Ziel: Klarheit in der Entscheidung,

später kamen dann noch hinzu

- das innere Kind
- und das, was nach dem Ziel kommt – die Zukunft.

Ich bat Frau Z., die ausgewählten Platzhalter in den Bezügen zueinander aufzustellen.

Sie begann mit dem Platzhalter für den Fokus, also sich selbst. Dann stellte sie die Gebärmutter auf, gefolgt von ihrem Mann, den beratenden Frauen und dem Ziel.

Nachdem dieses System stand, stellte sich Frau Z. zunächst an die Stelle des Fokus und nahm von dort Kontakt auf zu den einzelnen Platzhaltern, und es begann ein Dialog. Beim ersten Dialog mit der Gebärmutter spürte die Patientin zunächst eine intensive Verbindung zu dem Organ, aber auch Zorn. Sie fragte: »Was soll ich bloß mit dir machen?

Jahrelang hast du mich mit deinen Blutungen gequält, aber eigentlich bist du nutzlos geblieben.« An dieser Stelle spürte Frau Z. ihre starke Trauer über ihre Kinderlosigkeit, aber auch zum ersten Mal die Tatsache, dass sie sich selber als Frau nutzlos empfand.

Der Blick zum Ziel, d. h. Klarheit in der Entscheidung, war zu diesem Zeitpunkt völlig verschwommen. Die Freundinnen rieten aus eigener Erfahrung zur Operation und wurden von Frau Z. als hilfreich empfunden.

Auch der Ehemann war unterstützend. Frau Z. bemerkte aber im Verlauf der Aufstellung, dass sie noch den richtigen Abstand zu ihm suchte.

Als die Patientin sich an die Stelle der Gebärmutter stellte, konnte sie durch die repräsentative Wahrnehmung erleben, dass dieses Organ zwar eine starke Bindung zum Fokus hatte, aber sich verabschieden wollte und von sich aus weiter zum Ziel rückte.

Dann stellte Frau Z. sich an die Stelle des Ziels. Von diesem erfuhr sie, dass eine Entscheidung zur Operation Ruhe, Ausgeglichenheit und einen Neubeginn bringen würde.

Nach diesen Platzwechseln ging Frau Z. erneut zurück an die Stelle ihres Platzhalters.

Als sie nun von dort zur Gebärmutter schaute, erkannte sie, dass das Organ von einem ganz anderen Thema überlagert war: dem Thema des inneren Kindes.

Bereits in einer früheren Meditation war sie diesem inneren Kind begegnet.

Jetzt fand sie es mit großer Rührung wieder und sagte: »Ich bin so froh, dass ich dich wieder sehen kann. Du gehörst zu mir und ab jetzt werde ich gut für dich sorgen.«

Im Weiteren konnte sich die Patientin nun von ihrem Organ Gebärmutter verabschieden. Sie bedankte sich bei dem Organ für die Geburt ihres inneren Kindes. So war dieses Organ auf einmal nicht mehr nutzlos.

Zusammen mit ihrem inneren Kind ging die Patientin auf ihr Ziel, Klarheit zur Operation, zu und spürte deutlich, dass danach etwas anderes kommen würde.

Manche von Ihnen werden sich jetzt fragen: Was ist denn das, das innere Kind?

Nun, für diese Patientin war es ein jüngerer Anteil von ihr, mit all seinen Fähigkeiten zur Freude, Kreativität und Lebendigkeit, den sie irgendwann einmal verdrängt hatte – bis zu ihrem 49. Lebensjahr. Daher fühlte sie sich immer irgendwie »nicht vollständig« bis zu diesem Zeitpunkt, und es gelangen ihr auch einige ihrer beruflichen Vorhaben nicht so, wie sie es wollte.

Nach der Operation hatte sie die Möglichkeit, diese in ihr wohnenden Fähigkeiten leben zu lassen, und wurde dadurch erfolgreicher und zufriedener.

Manche fragen sich auch, warum solch eine Aufstellung machen, wenn am Ende sowieso das Gleiche rauskommt, nämlich die Operation.

Ich kann nun schon über einige Jahre Frauen in diesen Konfliktsituationen begleiten und sehe, dass es sehr wohl einen Unterschied macht, ob die Frau sich vor einer Operation intensiv mit den Konsequenzen und der Bandbreite ihrer Gefühle und Gedanken auseinandersetzt oder nicht. Durch eine Aufstellung (oder auch andere Verfahren) kann die Frau eigenständig den Entschluss für oder gegen eine Operation fassen. Falls sie sich operieren lässt, ist der prä- und postoperative Verlauf deutlich besser.

Fallgeschichte **Frau L. und das Herz**

Frau L. ist 42 Jahre alt, verheiratet und Mutter dreier Kinder. Sie kam zu mir, weil ihr Herzstolpern ab Zyklusmitte immer stärker wurde. In letzter Zeit hatte sie Angst zu sterben gehabt. Ihre beiden Elternteile hatten Herzprobleme.

Frau L. wurde mit 14 Jahren an einem Herzklappenfehler operiert.

Jetzt näherte sie sich allmählich dem Alter, in dem ihre Mutter am Herztod verstorben war.

Frau L. hatte von ihrem Vater eine Firma geerbt, der sie seit Jahren vorstand.

Die Arbeit war interessant, aber aufreibend und zunehmend schwieriger zu vereinbaren mit ihren Aufgaben als Mutter und Ehefrau.

Ich schlug auch ihr vor, eine Aufstellung zu machen. Sie stellte Platzhalter auf für

- sich selber (Fokus)
- ihr Herz
- ihre operierte Herzklappe
- das Symptom Herzstolpern
- das Symptom »Angst zu sterben«
- die Firma.

Im Verlauf der Aufstellung kamen hinzu Platzhalter für

- den Stress
- die Spiritualität.

Durch die verschiedenen Platzwechsel in der Aufstellung konnte Frau L. erleben, dass sowohl ihr Herz als auch ihre operierte Herzklappe gut arbeiteten. Die Symptome Angst und Herzstolpern hatten keinen Bezug zum Organ und der Klappe, sondern ausschließlich zum Stress und besonders zum Stress in der Firma.

An einem Punkt der Aufstellung hatte ich das Gefühl, es fehle noch etwas im System. So hielt ich eine Hand hinter den Rücken von Frau L. Sie fing sofort an zu weinen und sagte: »Ja, das hat gefehlt. Das gibt Schutz. Damit kann ich die ganze Situation anders betrachten!«

Die Hand war für sie der Platzhalter für ihre in den Jahren verschüttgegangene Spiritualität, der sie jetzt mit großer Rührung wieder begegnete.

Danach stellte sich Frau L. nochmals an die Stelle des Herzens und konnte so dessen Weisungen vernehmen: »Du bist viel zu lange schon den Wünschen deiner Eltern gefolgt. Dein Herz verlangt etwas anderes von dir.«

Im Rahmen dieser Arbeit wurde der Patientin klar, dass sie die Firma verkaufen musste.

Sie arbeitet heute angestellt im Vorstandsbereich der Firma. Damit geht es ihr viel besser.

Sie hat mehr Zeit für sich und die Familie. Die Angst ist verschwunden, das gelegentliche Herzstolpern versteht sie nun als Warnsignal bei zu hoher Stressbelastung. Auch die wiedergefundene Spiritualität hilft ihr, das rechte Maß in allem zu halten.

Es ist eine Tatsache, dass Herzinfarkte bei Frauen erst in höherem Alter auftreten, doch bei vielen Frauen und Männern verläuft der Infarkt tödlich.

In unseren Bemühungen, mit Präventivmaßnahmen wie Sport, Ernährung und Nahrungsergänzungsmitteln diese Situation zu verbessern, vergessen wir allzu oft, dass das Herz mehr ist als nur ein Organ.

In den Wechseljahren werden Herz und Körper sensibler gegenüber den Dingen, die uns nicht mehr guttun. Wir täten gut daran, Herzsymptome auch einmal als Sprache des Herzens zu begreifen, das uns Weisungen geben will, wie wir weiterleben sollen.

Fallgeschichte **Frau D. und die Sorge um die Eltern**

Frau D. ist eine 60-jährige verheiratete Hausfrau. Ihr 30-jähriger Sohn wohnt noch zu Hause. Er hat verschiedene Ausbildungen begonnen, ohne sie zu beenden, und lebt von Jobs.

Die 32-jährige Tochter studiert und lebt in einer anderen Stadt. Sie leidet unter einer Essstörung. Seit einigen Jahren hat sie den Kontakt zum Vater abgebrochen.

Die Eltern von Frau D. sind vor 10 Jahren im Altersheim gestorben.

Frau D. hatte mehrere Bandscheibenoperationen und ständig Schmerzen in den großen Gelenken.

Vor einem Jahr wurde die Schwiegermutter von Frau D. nach einem Schlaganfall pflegebedürftig. Nach den zum Teil schlechten Erlebnissen mit ihren eigenen Eltern im Heim nahm sich Frau D. vor, die Schwiegermutter zu Hause zu pflegen.

Diese Versorgung bestimmte den kompletten Tagesrhythmus von Frau D.

Aber nicht nur den Tagesrhythmus, sondern auch den Nachtrhythmus. Denn seit geraumer Zeit wechselten sich Herr und Frau D. in der Nacht ab, um im aufgestellten Bett neben der Kranken zu schlafen.

Als Frau D. zu mir in die Naturheilsprechstunde kam, klagte sie über Schlafstörungen, zunehmende Gelenkprobleme und das Gefühl der Übersäuerung. Ich untersuchte sie, testete Mittel gegen ihre Beschwerden und erfuhr nur ganz schleppend von ihrer Situation.

Als ich sie fragte, ob es nicht sein könnte, dass ihre Übersäuerung bedeute, dass sie in Wahrheit sauer sei auf diese neu geschaffene Lage, sagte sie: »Ich versuche halt immer, die Probleme anderer zu lösen.«

Nach mehreren Gesprächen kam sie eines Tages in die Sprechstunde und sagte: »Ich habe jetzt eine Kurzzeitpflege für die Oma gefunden. Mein Mann und ich fahren in Urlaub. Wenn wir zurückkommen, suche ich mir weitere Hilfe.«

In diesem Urlaub gelang es Frau D., mit ihrem Mann Gespräche zu führen über ihre gemeinsamen Probleme. Die beiden erkannten, dass es einiges zu tun gab in ihrer Familie.

Und sie begannen sich Schritt für Schritt dem zu stellen. Die Oma wurde weiter zu Hause gepflegt, aber mit zusätzlicher professioneller Pflege.

Der Vater sprach zum ersten Mal seit Jahren wieder mit seiner Tochter. Und der Sohn zog in eine eigene Wohnung. Viele Wachstumsprozesse sind in dieser Familie in Gang gekommen – und sie dauern noch an.

Frau F. und die Sorge um die Kinder

Frau F. ist eine 50-jährige Logopädin und Mutter zweier Kinder. Sie kam in die Sprechstunde mit einer starken Erschöpfungssymptomatik, Schlafstörungen und Depressionen.

Zunächst hielt ich die Symptomatik für ausgelöst durch die Wechseljahre und eine starke Belastung an der Arbeitsstelle.

Doch beim zweiten Gespräch brach es aus Frau F. heraus: »Ich kümmere mich überhaupt nicht mehr um mich selbst. Ich esse unregelmäßig, schlafe kaum und habe keinen Kontakt mehr zu Freunden.«

Der Grund für die Veränderung war folgender: Frau F. hatte bisher eine weitgehend harmonische Ehe auf der Basis christlicher Werte geführt. Vor Kurzem hatte sie erfahren, dass ihre 21-jährige Tochter sich ohne Rücksprache mit ihr für einen Schwangerschaftsabbruch entschieden hatte. Frau F. war erschüttert.

Zur gleichen Zeit hatte ihr Sohn, der zielgerichtet und fleißig seit zwei Jahren Medizin studierte, sein Studium abgebrochen und plante eine Auszeit in Australien zum Nachdenken über seine Zukunft. Frau F. sah ihr wichtigstes Lebenswerk, die Erziehung ihrer Kinder nach moralischen Werten, als zerstört an.

Sie machte sich Vorwürfe und wurde gequält von Selbstzweifeln.

In unseren Gesprächen erklärte ich ihr, dass sie alles getan habe für ihre Kinder.

Aber: Unsere Kinder sind nicht unsere Kinder. Sie treffen eigene Entscheidungen, machen eigene Fehler, vor denen sie niemand bewahren kann, wie auch schon uns niemand vor unseren Fehlern bewahren konnte.

Wir sprachen darüber, wie wichtig es sei, dass sie ihre Kinder genau in diesem Moment hielt, auch wenn sie ihre Entscheidungen nicht billigen konnte. Sie verstand, wie hilfreich es für ihre Kinder genau jetzt war, dass der Kontakt nicht abriss und die Tür nicht verschlossen wurde.

Frau H. und die Entscheidung zu kämpfen

Frau H. ist eine 55-jährige Lehrerin mit zwei erwachsenen Kindern.

Zu Beginn ihrer Ehe baute Frau H. mit ihrem Mann ihr Elternhaus aus. In diesen Umbau floss fast ihr ganzes Erbe ein. Auch die Kinder wurden in diesem Haus geboren. Die Familie verbrachte einige glückliche Jahre. Dann jedoch entwickelten sich zunehmend Ehestreitigkeiten. Ihr Mann hatte mehrere Geliebte. Frau H. verzieh ihm immer wieder, und nach außen blieben sie die perfekte Familie. Auch eine Paartherapie brachte keine Veränderung der Probleme.

Als die Kinder ihr Studium anfingen, beschloss Frau H., sich scheiden zu lassen. Ihr Mann blockierte jedoch alles. Er ließ Verhandlungen platzen und mietete sich im Untergeschoss des Hauses ein, wohin er auch seine Geliebten mitbrachte.

Frau H. wurde zunehmend erschöpfter. Sie hatte Schlafstörungen, Hitzewallungen und einen deutlichen Leistungsabfall.

Ich versuchte mit naturheilkundlichen Mitteln, aber auch mit Hormontherapie, ihren Gesundheitszustand zu verbessern. Dies gelang nur zum Teil, da ihre Lebenssituation sie immer wieder Kraft kostete. Doch sie entschied sich, diesen Kampf auszufechten.

Dann bekam sie ein Ohrgeräusch (Tinnitus), das ihr das Leben noch schwerer machte. Nach Jahren des Kampfes zahlte sie nun ihrem Mann eine Abfindung, und er willigte in Scheidung und Auszug ein.

Frau H. nahm wieder ihren Mädchennamen an. Erst Monate später wurde es möglich, Stück für Stück aufzuarbeiten, was alles geschehen war. Der Tinnitus blieb bis heute bestehen, wenn auch in abgeschwächter Form.

Für Frau H. gehört er zu ihrer Trennungsgeschichte und sie versteht ihn darüber hinaus als einen Gradmesser für Belastungssituationen.

Frau K. und der Kinderwunsch

Frau K. ist eine 41-jährige Sozialpädagogin. Sie ist in ihrem Leben mehrere Beziehungen eingegangen, aber keine Ehe.

Sie kam zu mir, weil ihre Frauenärztin ein Myom festgestellt hatte, das operiert werden sollte. Jetzt wollte sie eine zweite Meinung einholen. Sie sagte mir, sie habe noch Kinderwunsch. Im Alter von 18 Jahren hatte sie einen Schwangerschaftsabbruch durchführen lassen, danach war sie nie wieder schwanger geworden.

Nach der gynäkologischen Untersuchung schlug ich ihr kurzfristige Kontrollen des Myoms durch Ultraschall vor, um ein mögliches Wachstum zu erkennen. Darüber hinaus bot ich ihr eine naturheilkundliche Therapie an. Drei Monate nach Therapiebeginn wurde sie schwanger.

Die Freude war groß! Leider endete die Schwangerschaft nach wenigen Wochen in einer Fehlgeburt.

Nach der Ausschabung fragte ich die Patientin, was denn ihr Partner zu diesem Ausgang sage und ob sie denn den richtigen Partner gefunden habe. Frau K. war völlig überrascht über meine Fragestellung. Nun, ich gab ihr zur Antwort, dass ich in meiner langjährigen Praxiszeit die Erfahrung gemacht habe, dass bei unerfülltem Kinderwunsch die Partnerwahl oftmals eine Bedeutung habe.

Sie erzählte mir, dass ihr Partner verheiratet sei und schon drei erwachsene Kinder habe.

Trotzdem sei er der Richtige und sie wolle wieder schwanger werden.

Wir beschlossen dann, dass sie eine Klinik aufsuchen sollte, die eine Spiegelung der Gebärmutter vornehmen und ein Myom entfernen konnte.

Nach diesem Eingriff kam Frau K. wieder zu mir. Sie wirkte bedrückter und trauriger als nach der Fehlgeburt, obwohl die Operation eigentlich gut verlaufen war.

Nach dem Grund für ihre Traurigkeit befragt, sagte sie: »Während meines Aufenthaltes in der Klinik gab mein Partner mir zu verstehen, dass er sehr froh war, dass die Schwangerschaft nicht gehalten hatte, denn er wolle kein weiteres Kind mehr. Er wolle jetzt auch wieder ganz zu seiner Frau zurückkehren.«

Sie war zutiefst enttäuscht.

Ich versuchte ihr Mut zu machen, indem ich sagte, sie solle versuchen, ihren Blick auf das zu richten, was positiv sei: Sie konnte schwanger werden, und nach der Operation mit der Myomentfernung waren die Chancen für ein Austragen einer Schwangerschaft besser als vorher. Außerdem hatte sie nun Klarheit in ihrer Beziehung.

Als ich sie das nächste Mal sah, hatte sie angefangen, im Internet nach neuen Partnern zu suchen.

Bei der folgenden Kontrolluntersuchung wirkte sie viel entspannter. Sie hatte einen alten Freund wiedergetroffen, und beide hatten sich ineinander neu verliebt.

Ein Jahr später wurde Frau K. erneut schwanger. Dieses Mal konnte sie die Schwangerschaft austragen und gebar ein gesundes Mädchen.

Frau U. und der (späte) Kinderwunsch

Fallgeschichte

Frau U. ist eine 43-jährige Juristin. Sie ist beruflich stark engagiert in ihrer eigenen Kanzlei.

Lange Zeit pflegte sie zusätzlich als einzige Tochter ihre Eltern, bis diese vor ein paar Jahren starben. Ihre Kindheit und Jugend waren nicht einfach. Ihre Eltern waren sehr zerstritten, und sie versuchte schon als Kind, immer wieder zu schlichten. Besonders von ihrem Vater lernte sie früh, dass Leistung im Leben wichtig sei.

Sie war eine sehr gute Schülerin, absolvierte Schule und Studium mit Auszeichnung.

Aber sie hatte kaum Kontakte zu Gleichaltrigen und nur wenige Freunde.

Als sie sich mit 22 Jahren zum ersten Mal verliebte und eine Beziehung wagte, endete diese nach wenigen Monaten sehr schmerzlich und mit körperlicher Gewalterfahrung. So zog sich Frau U. immer mehr zurück. Als Anwältin war sie jedoch sehr erfolgreich und beliebt. Der Beruf wurde zum Lebensinhalt. Mit neuen Männerbekanntschaften war sie sehr vorsichtig.

Nach dem Tod ihrer Eltern lernte sie dann einen Kollegen kennen, schätzen und lieben.

Sie heirateten, und Frau U. war sehr glücklich. Erstmals erwachte in ihr der Wunsch, ein Kind zu bekommen. Der Ehemann von Frau U. hatte zwei Kinder aus erster Ehe. Er war dem Kinderwunsch seiner neuen Frau gegenüber nicht abgeneigt, aber skeptisch, denn vor wenigen Jahren musste er sich wegen eines Hodentumors operieren lassen.

Nachdem die Ehe ein Jahr lang kinderlos geblieben war, lernte ich Frau U. in meiner Praxis kennen.

Zu diesem Zeitpunkt war sie 42 Jahre alt. Nach Kenntnis ihrer Lebensgeschichte, ihres Hormonstatus und des Spermatogrammes des Mannes riet ich dem Paar, in ein Kinderwunschzentrum zu gehen.

Ich begleitete die beiden mit Gesprächen während der Sterilitätstherapie. Frau U. wurde leider nicht schwanger. Ich durfte die beiden auch in ihrem Trauerprozess begleiten.

Es war für mich bewegend zu sehen, wie sie lernten, diesen Verlust anzunehmen.

Sie lernten auf das zu schauen, was sie alles hatten, und dafür zu danken. Ihre Liebe wuchs. Sie nahmen eine Patenschaft an für ein Kind in Uruguay, ein kleines Mädchen, das sie auch besuchten.

Fallgeschichte **Frau S., das Burnout-Syndrom und das »Leere-Nest-Syndrom«**

Als ich Frau S. kennenlernte, war sie 47 Jahre alt und Oberärztin in einer chirurgischen Klinik. Sie war alleinerziehende Mutter eines 19-jährigen Sohnes.

Sie kam zu mir mit folgenden Beschwerden: Schlafstörungen,

Hitzewallungen, Gewichtszunahme von 5 kg (besonders am Bauch), Leistungsabfall, Herzrhythmusstörungen und depressive Verstimmungen. Als Ärztin hatte sie natürlich schon vieles probiert, um sich zu helfen. Aber nichts brachte eine Besserung, sie war verzweifelt. Sie hatte Angst, in ihrem verantwortungsvollen Beruf Fehler zu machen in diesem Zustand.

Wir führten zunächst eine ausführliche Diagnostik durch. Sie hatte niedrige Östrogen- und Gestagenwerte. Auch die Nebennierenrinde war erschöpft. Die Schilddrüse war sehr verkleinert durch eine Entzündung (Hashimoto-Thyreoiditis). Ihr Eisen- und Vitaminhaushalt war gestört, und sie hatte eine Infektion mit Borrelien durchgemacht.

Insgesamt zeigten ihre Laborbefunde das Bild eines fortgeschrittenen Burnout-Syndroms.

Um zu verstehen und auch individuell therapieren zu können, befragte ich sie nach ihren Belastungen im Leben.

Frau S. kommt aus einer Scheidungsfamilie. Ihre Kindheit und Jugend beschreibt sie als sehr belastend, sie fühlte sich emotional nicht gehalten von ihren Eltern.

Als Zwölfjährige litt sie an Magersucht für ungefähr zwei Jahre.

Schon während des Studiums begann sie mit einer Therapie, um ihre Kindheitserlebnisse zu verarbeiten.

Nach dem Medizinstudium entschied sie sich für eine Facharztausbildung zur Chirurgin, was in dieser Zeit noch absolut selten war.

Als sie ihre erste Stelle in einer Klinik gefunden hatte, wurde sie sechs Monate später schwanger. Der Vater des Kindes studierte an einem anderen Ort, hatte viele andere Beziehungen und überließ ihr die Entscheidung über die Schwangerschaft. Ihre Freunde, die ihre Familiengeschichte kannten, und ihre Eltern rieten zu einer Abtreibung.

Frau S. entschied sich, das Kind auszutragen. Dies war eine große Herausforderung. Der Klinikalltag war hart und zu dieser Zeit nicht bereit, auf eine alleinerziehende Mutter Rücksicht zu nehmen.

Sie organisierte ein ganzes Netz von bezahlten Helfern, um ihr Kind großzuziehen und zu arbeiten. Der Vater des Kindes bezahlte seinen Pflichtunterhalt, sah seinen Sohn, wann es ihm passte, aber er fragte kein einziges Mal, wie es Frau S. mit ihrer Situation ging.

Aber sie schaffte das alles gut, baute immer wieder kleine Inseln des Glückes mit ihrem Sohn, wie z. B. an freien Tagen oder in Urlauben.

In den letzten fünf Jahren aber verdichteten sich ihre Belastungen. Die Eltern starben. Der Sohn, der sich bis dahin gut entwickelt hatte, begann eine Beziehung zu einer verheirateten älteren Frau und vergaß darüber, sich auf die Schule zu konzentrieren. Er wurde immer aggressiver und abwertender gegenüber seiner Mutter.

Diese Verachtung und Abwertung kostete Frau S. die meiste Kraft.

Sie fühlte sich abgewertet durch den Sohn, durch die Gesellschaft (die bis heute keine Pokale an Alleinerziehende vergibt) und durch Freunde, die in festen Beziehungen lebten und nur Teile der Schwere ihres Lebens nachvollziehen konnten.

Obwohl sie viele Zusammenhänge verstanden hatte, konnte sie sich die Achtung und die Anerkennung für ihre Leistung nicht selber geben.

Der Sohn zog aus, als er das 19. Lebensjahr vollendet hatte. Dieser Auszug traf Frau S. sehr. Sie beschrieb ihre Gefühle so: »Ich fühle mich, als ob mir etwas aus meinem Körper ohne Betäubung rausgerissen wird. Dieses Loslassen ist viel schmerzhafter, als es die Geburt war.

Ich habe schon viele Verluste erlebt in meinem Leben, aber dieser ist der größte und schmerzhafteste. Meine wichtigste und schönste Lebensaufgabe ist mir genommen.«

An diesem Punkt ihres Lebens war sie bereit für eine längere Krankschreibung, medizinische Betreuung und ein Coaching.

Innerhalb eines halben Jahres veränderte sie ihr Leben komplett. Sie kündigte ihre Stelle in der Klinik und fand eine neue Stelle in einer Gemeinschaftspraxis in einem anderen Land.

Dieser Wechsel ihrer Lebensumstände aktivierte ihre Selbstheilungskräfte, und ihre Blutwerte normalisierten sich wieder.

Nach einem weiteren halben Jahr traf sie ihren späteren Mann, und diese Beziehung ist bis heute tragfähig. Der Sohn brauchte ein wenig länger, seinen Weg zu finden – er musste sich auch erst einmal mit seinem Vater auseinandersetzen –, aber Mutter und Sohn sind wieder in einem sehr guten Kontakt zueinander. Frau S. hat auch gelernt, dass Muttersein nicht mit dem Auszug eines Kindes endet, sich aber wandelt. Heute kann sie stolz sein auf ihren Sohn und ihren gemeinsamen schwierigen Weg, den sie gegangen sind.

Herr R. und der Arbeitsplatzkonflikt

Fallgeschichte

Herr R. ist 52 Jahre alt, verheiratet, Vater eines Sohnes und im mittleren Management eines Textilunternehmens beschäftigt. Er war Teilnehmer eines Seminars und sprach mich dort mit seinen Fragen an. Wir vereinbarten einen Einzeltermin in der Praxis.

Er litt unter großer Erschöpfung, Schlafstörungen (sowohl Einschlaf- als auch Durchschlafstörungen), depressiver Verstimmung, Leistungsabfall, Gewichtszunahme und Libidoverlust.

Seine Laborwerte zeigten einen für sein Alter deutlichen Testostcronabfall, aber auch die Nebennierenrinde war erschöpft, und die Blutzucker- und Cholesterinwerte waren im oberen Normbereich. Ich fragte ihn, welche Erklärung er für seinen Zustand habe.

Er erzählte mir, dass vor vier Jahren ein guter Freund durch seine Empfehlung einen Arbeitsplatz in der Firma bekommen habe. In den letzten Jahren gab es einen kompletten Austausch der Führungsetage. Sein Freund konnte sich mit diesen personellen Veränderungen sehr gut arrangieren und hatte ihn auf der Karriereleiter einfach überholt. Das, obwohl er kaum Erfahrung im Berufsleben hatte.

Herr R. fühlte sich durch diese Entwicklung zutiefst verletzt. Er hatte nicht nur einen Freund verloren, sondern er musste sogar um seinen Arbeitsplatz fürchten. Sein einziger Gedanke war Flucht und innere Kündigung der Arbeitsstelle.

Er machte kaum noch Sport, begann zu trinken und zu rauchen, änderte sein Essverhalten und zog sich immer mehr von seiner Familie zurück. Er dachte daran, alles fallen zu lassen – seine Familie, das Haus, Freunde – und auszuwandern in ein anderes Land. Seine Frau verstand nicht, was in ihm vor sich ging. Sie bemerkte die Veränderungen, wusste nicht, was zu tun sei, auch weil er kaum mit ihr redete.

Nach einer gezielten medikamentösen Behandlung erfuhr Herr R. eine Verbesserung seiner Stimmungslage und Leistungsfähigkeit.

Jetzt schlug ich ihm vor, eine Aufstellung zu seinem beruflichen Kontext zu machen.

Im Rahmen dieser Aufstellung wurde es Herrn R. klar, dass er selber, durch seinen Rückzug und seine innerliche Kündigung, dem Kollegen und ehemaligen Freund Tür und Tor geöffnet hatte für dessen Karrierestrategien.

Er entdeckte weiter, dass der tiefe Vertrauensverlust, den der Freund ihm bereitet hatte, eine Wiederholung einer Situation mit seinem Vater war. Dieser verließ die Familie wegen einer jungen Geliebten, als Herr R. in der Pubertät war und ihn als Ansprechpartner sehr gebraucht hätte.

In der Aufstellung konnte Herr R. sich nun seinem ehemaligen Freund gegenüberstellen und ihn in seine Schranken weisen. Das tat er dann auch in der Wirklichkeit, indem er sich zusätzlich auf seine große berufliche Erfahrung besann.

In der Folge nahm Herr R. wieder voll und ganz seinen Platz in der Firma ein. So wurde er auch von der Führung wahrgenommen und geachtet.

Seine körperlichen und psychischen Beschwerden besserten sich zusehends.

Frau I. und die Angst

Frau I. ist eine 50-jährige Bibliothekarin, verheiratet, Mutter eines Sohnes. Sie kam in meine Sprechstunde mit einer starken Angstsymptomatik: Sie hatte Angst vor Krankheit, vor dem Alleinsein, vor Dunkelheit und Angst, ihre Zeit zu verpassen. Ihre hypochondrischen Befürchtungen und ihre innere Unruhe machten sie arbeitsunfähig.

Es war so, als ob sie ihren Körper nicht aus den Augen lassen konnte.

Ihre Mutter war mit 45 Jahren depressiv geworden und musste danach die meiste Zeit in psychiatrischen Kliniken verbringen. Neuerdings war bei der Mutter Brustkrebs festgestellt worden. Frau I. hatte ein schwieriges Verhältnis zu ihrer Mutter.

Sie sagte: »Meine Mutter hat mich mein ganzes Leben lang immer abgewertet.«

Frau I. war der festen Überzeugung, sie habe in ihrem Leben Glück und Gesundheit nicht verdient, besonders auch, weil es ihr die Mutter nicht gönnen würde.

Trotzdem besuchte sie die Mutter jeden Tag in der Klinik bis zu deren Tod.

Frau I. erbte das Haus ihrer Mutter. Ihr Mann verließ sie in dieser Zeit wegen einer jüngeren Frau. Der Sohn ging nach seinem Schulabschluss nach Australien. So war sie ganz auf sich gestellt.

Sie versuchte, in dem geerbten Haus zu leben, aber sie konnte es nicht, denn sie fühlte:

»In diesem Haus spukt der Geist meiner Mutter.«

Sie verkaufte das Haus, ging in eine andere Stadt und suchte sich eine neue Arbeitsstelle und eine Wohnung. Unterstützt durch Medikamente, konnte sie dann in Gesprächen langsam ihre Kindheiterlebnisse und Glaubenssätze aufarbeiten. Sie gewann zunehmend mehr Vertrauen in ihren eigenen Körper.

Es dauerte Jahre, bis sie annehmen konnte, dass auch sie Glück und Gesundheit haben und leben durfte.

An den biografischen Einzelheiten dieser Fallgeschichten habe ich manches verfremdet, um Identifizierungen auszuschließen. Alles Geschriebene wurde und wird von Menschen erlebt.

Ich danke denen, die mir ihr Vertrauen geschenkt und aus ihrem Leben berichtet haben.

Alle Beispiele zeigen, dass in den Wechseljahren oftmals neue Lebensentwürfe gesucht und auch gefunden werden können. Viele Menschen werden in dieser Zeit völlig von innen nach außen »umgekrempelt« und verwandelt. Das ist schmerzhaft, aber oftmals entstehen nach diesem Wachstumsprozess neue, schöne und befriedigende Lebensmodelle. Manchmal braucht man Hilfe und Begleitung in dieser Zeit des Aufruhrs, aber das ist kein Zeichen von Schwäche, sondern von Verantwortung für sich und die Menschen im Umfeld.

⬤ Zwischengedanken

Wir können Körper, Seele und Geist
nicht wirklich trennen

»Den nächsten Planeten bewohnte ein Säufer.

Dieser Besuch war sehr kurz, aber er tauchte den kleinen Prinzen in eine tiefe Schwermut.

›Was machst du da?‹, fragte er den Säufer, den er stumm vor einer Reihe leerer und einer Reihe voller Flaschen sitzend antraf.

›Ich trinke‹, antwortete der Säufer mit düsterer Miene.

›Warum trinkst du?‹, fragte ihn der kleine Prinz.

›Um zu vergessen‹, antwortete der Säufer.

›Um was zu vergessen?‹, erkundigte sich der kleine Prinz, der ihn schon bedauerte.

›Um zu vergessen, dass ich mich schäme‹, gestand der Säufer und senkte den Kopf.

›Weshalb schämst du dich?‹, fragte der kleine Prinz, der den Wunsch hatte, ihm zu helfen.

›Weil ich saufe!‹, endete der Säufer und verschloss sich endgültig in sein Schweigen.

Und der kleine Prinz verschwand bestürzt.

Die großen Leute sind entschieden sehr, sehr wunderlich, sagte er zu sich auf seiner Reise.«

Aus: Der kleine Prinz von Antoine de Saint-Exupéry

Der heutige Mensch ist durch Zeitschriften, Ratgeber, Talk-Shows und Internet über Gesundheitsthemen informiert wie nie zuvor. Viele Menschen wissen, was sie tun sollten, wenige tun etwas für ihre Gesundheit. Und es gibt das Phänomen, dass Menschen immer wieder genau das tun, was ihnen schadet. Sie erkennen es, können es aber trotzdem nicht ändern.

Ich möchte Sie nun im Folgenden einladen, sich einige Gedanken über das bisher Gelesene zu machen und die Fragen möglichst spontan und ehrlich in Ihrem Arbeitsbuch zu beantworten.

- Welche Therapieansätze kannten Sie schon, was war Ihnen neu?
- Stellen Sie eine persönliche Hitliste Ihrer »Laster« auf.
- Was wollen Sie ändern?
- Wo wollen Sie anfangen?
- Schreiben Sie die ersten drei Schritte zur Veränderung auf.
- Was hat Sie bisher daran gehindert, dieses »Laster« abzulegen?
- Wofür stand es, wofür war es vielleicht gut? Eine ungewöhnliche Frage?

  Nun, es gibt Menschen, die rauchen oder trinken, um ihr Leben und ihren Stress auszuhalten. Würden sie das nicht tun, geschähe vielleicht noch etwas viel Schlimmeres.

- Überlegen Sie bitte: Was wollen Sie anstelle dessen tun, wenn Sie mit dem Rauchen oder Sonstigem aufhören? Wieder eine ungewöhnliche Frage?

  Die Erfahrung zeigt, dass es nicht reicht, den Beschluss zu fassen, mit etwas aufzuhören. Wir Menschen wollen auch wissen, was wir anstelle der aufgegebenen Gewohnheit tun sollen oder werden.

Wir haben uns im ersten Teil des Buches ausführlich mit Gedanken zum Körper beschäftigt.

Körper, Seele und Geist können wir aber nicht wirklich voneinander trennen.

Das haben auch die Fallbeispiele gezeigt.

Lassen Sie uns nun tiefer einsteigen in Seele und Geist und in die Fragen, was wir eigentlich suchen, was wir vermissen, was uns fehlt und wohin wir wollen.

Teil II
Seele und Geist

1 Ich bin ich – oder die Erfahrung der Einzigartigkeit

Ein Drama unseres Lebens ist, dass wir uns selbst nicht als einzigartiges Wesen wahrnehmen – und die anderen Menschen auch nicht. Wir stecken in Rollen und Funktionen.

In Beziehungen verhalten wir uns oftmals noch nach den Mustern, die wir lernten, als wir noch von den Eltern abhängig waren. Ein häufiges Gedankenmuster ist z. B.: »Wenn ich tue, was er oder sie will, wird er oder sie mich lieben.« Oder aber – besonders bei Frauen vorherrschend –: »Wenn ich so und so aussehe, wird er mich lieben.«

Das Leben mit solchen Gedankenmustern kostet sehr viel Energie.

Gerade in den Wechseljahren fühlen Frauen eine große Angst vor Attraktivitätsverlust, und das Äußere wird zum Angelpunkt ihres Denkens und Fühlens. Dabei orientieren sie sich an den Normen und Bildern unserer Medien, ohne ihre persönliche Einzigartigkeit wahrzunehmen. Hierzu ein Beispiel aus der Praxis.

Eine Patientin kam zur Vorsorge, und bei der Brustuntersuchung brach es aus ihr hervor:

Ihre Brüste seien so groß. Sie sei Kassiererin, und an der Kasse würden die Menschen nicht auf ihr Gesicht schauen, sondern nur auf ihre Brüste. Sie habe schon überlegt, sich operieren zu lassen, aber das sei zu teuer. Ihrem Mann sei das alles sowieso egal. So würde sie sich jetzt halt immer große Klamotten anziehen, die alles zudeckten. Ich fand die Brüste dieser Patientin durchaus stattlich, aber wohlgeformt, nicht hängend, und die Patientin hatte ein schönes Gesicht. Ich stellte sie mir in einem hübschen Kleid oder Pullover mit Dekolleté an der Kasse sitzend vor, wie sie stolz und anmutig und mit freundlichem Gesicht ihrer Arbeit nachging, und fand sie eine Attraktion. Ja, und das sagte ich der Patientin dann auch. Diese war komplett überrascht. »So hat mich ja noch niemand gesehen«, sagte sie und strahlte. »Wenn ich mich nur mit Ihren Augen ansehen könnte!«

Männer lenken ihre Aufmerksamkeit nicht so sehr auf ihr Äußeres. Sie haben in den Wechseljahren viel mehr Angst vor körperlichen Einbußen oder dem Verlust an sexueller Energie und Erfolg. Aber auch sie orientieren sich dabei nicht an ihrem eigenen Maß, sondern vielfach an den Bildern unserer Zeit.

Ein anderes Muster, nach dem viele Menschen leben, ist die Konformität nach dem Motto: »Ich werde so wie die anderen sein, dann habe ich Erfolg.« Oder aber sie verfolgen das Muster der Rebellion: »Ich werde nie so sein wie die anderen.« Für das Rebellieren wird man häufig bestraft, und viele fallen dann wieder in die Konformität.

Gerade in der Zeit des Wechsels ist es jedoch wichtig, dass wir uns unserer Einzigartigkeit bewusst werden. Unserer Einzigartigkeit im Aussehen, Denken, Gehen, Sprechen, Arbeiten und Fühlen. Unserer Einzigartigkeit unseres Körpers und unserer Talente.

Entdecken Sie, wer Sie sind, und dann leben Sie Ihre Persönlichkeit aus!

Um Ihre Einzigartigkeit herauszufinden, lade ich Sie zu einem kleinen Experiment ein.

Ich bin ich **Experiment**

Sie brauchen dazu freie Zeit, einen Notizblock, einen Stift und einen Ort, an dem sich viele Menschen aufhalten, also z. B. eine Stadt, ein Café oder Restaurant, einen Platz, ein Schwimmbad oder ein Museum. Wählen Sie selber aus.

Sie können dieses Experiment auch nur in Gedanken machen und in Ihrer Fantasie an einen beliebigen Ort dieser Welt reisen.

Als Erstes erlauben Sie sich nun, alle Menschen, die Ihnen an Ihrem Ort begegnen, einmal anzuschauen. Und dann werden Sie sich bewusst, was zwischen Ihnen und den anderen ähnlich und was sogar gleich ist. Beobachten Sie genau und nehmen Sie dabei auch Ihre Gefühle wahr, wenn Sie Ähnliches und Gleiches entdecken.

Schreiben Sie in Ihren Notizblock Ihre Wahrnehmungen auf unter der Überschrift »Gleichheit«.

Im zweiten Schritt schauen Sie wieder die Menschen in Ihrer Umgebung an und werden sich diesmal bewusst, was es alles an Unterschieden zwischen Ihnen und den anderen gibt. Spüren Sie nach, wie sich das anfühlt, wenn Sie Verschiedenheiten entdecken, und notieren Sie wieder Ihre Beobachtungen unter der Überschrift »Verschiedenheit«.

Entspannen Sie sich nun einen Moment, indem Sie die Augen schließen oder Ihren Blick auf etwas ruhen lassen. Werden Sie sich jetzt noch einmal der Gleichheiten und Verschiedenheiten bewusst, die Sie zwischen sich und den Menschen beobachtet haben. Werden Sie sich bewusst, dass sich in diesen Gleichheiten und Verschiedenheiten Ihre Einzigartigkeit abzeichnet. Werden Sie sich bewusst, dass Ihr Fingerabdruck einzigartig ist. Niemals mehr wird es einen Menschen geben, der Ihnen genau gleich sein wird.

Spüren Sie, dass dies ein Wunder ist …

Diese Gedanken zur Einzigartigkeit stammen aus der Arbeit der großen Familientherapeutin Virginia Satir. Eigentlich können wir aber auch in der Bibel über unsere Einzigartigkeit nachlesen, wo es z. B. heißt: Deine Haare auf dem Haupt sind gezählt (Matth. 10, 29 – 31). Das bedeutet für den gläubigen Menschen, dass es einen Schöpfer gibt, der mich genau so gemacht hat, wie ich bin, der sogar die Anzahl meiner Haare auf dem Kopf kennt und für mich sorgt.

- Er hat mir cinen persönlichen Auftrag gegeben.
- Älterwerden bedeutet, immer mehr ich selber zu werden.
- Wir brauchen nicht andere Lebensvorbilder zu kopieren.
- Wir sind keine geklonten Abziehbilder, sondern einmalig!

Alle Menschen haben die Sehnsucht, geliebt zu werden, so wie sie sind. Die Voraussetzung dafür ist aber die Selbstannahme.

Ich möchte Ihnen noch ein Gedicht von Virginia Satir vorstellen, in dem sie sehr schön die Einzigartigkeit beschreibt.

Lesen Sie es und spüren Sie, wie es Ihnen mit diesen Worten geht.

Lesen Sie es immer wieder, besonders an Tagen, an denen Sie Ihre Einzigartigkeit mal wieder vergessen haben.

Auf der ganzen Welt gibt es niemanden wie mich.
Es gibt Menschen, die mir in vielem gleichen,
aber niemand gleicht mir aufs Haar.
Deshalb ist alles, was von mir kommt,
mein Eigenes,
weil ich mich dazu entschlossen habe.
Alles, was mit mir zu tun hat, gehört zu mir.
Mein Körper, mit allem, was er tut,
mein Kopf, mit allen Gedanken und Ideen,
meine Augen, mit allen Bildern, die sie erblicken,
meine Gefühle, gleich welcher Art –
Ärger, Freude, Frustration, Liebe, Enttäuschung,
Begeisterung.
Mein Mund und alle Worte, die aus ihm kommen,
höflich, lieb oder schroff, richtig oder falsch.
Meine Stimme, laut oder leise,
und alles, was ich mir selbst oder anderen tue.
Mir gehören meine Fantasien,
meine Träume, meine Hoffnungen, meine Befürchtungen,
mir gehören all meine Siege und Erfolge
und all meine Niederlagen und Fehler.
Weil ich mir ganz gehöre,
kann ich mich näher mit mir vertraut machen.
Dadurch kann ich mich lieben
Und alles, was zu mir gehört, freundlich betrachten.
Damit ist es mir möglich,
mich voll zu entfalten.
Ich weiß, dass es einiges an mir gibt,
das mich verwirrt, und manches,
das ich noch gar nicht kenne.
Aber solange ich freundlich und liebevoll mit mir umgehe,

kann ich mutig und hoffnungsvoll
nach Lösungen für Unklarheiten schauen
und Wege suchen,
mehr über mich selbst zu erfahren.
Wie auch immer ich aussehe und mich anhöre,
was ich sage und tue,
was ich denke und fühle,
immer bin ich es.
Es hat seine Berechtigung,
weil es ein Ausdruck dessen ist,
wie es mir im Moment gerade geht.
Wenn ich später zurückschaue,
wie ich ausgesehen und mich angehört habe,
was ich gesagt und getan habe,
wie ich gedacht und gefühlt habe,
kann es sein,
dass sich einiges davon als unpassend herausstellt.
Ich kann das, was unpassend ist, ablegen.
Und das, was sich als passend erwiesen hat, beibehalten.
Und etwas Neues erfinden für das,
was ich abgelegt habe.
Ich kann sehen, hören, fühlen, denken, sprechen und
handeln.
Ich besitze die Werkzeuge, die ich zum Überleben
brauche,
mit denen ich Nähe zu anderen herstellen
und mich schöpferisch ausdrücken kann
und die mir helfen,
einen Sinn und eine Ordnung
in der Welt der Menschen und Dinge
um mich herum zu finden.
Ich gehöre mir.
Und deshalb kann ich aus mir etwas machen.
Ich bin ich.
Und so, wie ich bin, bin ich ganz in Ordnung.

Aus Virginia Satir: Mein Weg zu Dir
Kösel Verlag in der Verlagsgruppe Random House,
München, 9. Auflage 2008

2 Wechseljahre und Achtsamkeit

a) Was bedeutet Achtsamkeit?

Wir leben in einer Zeit, in der täglich viele Eindrücke auf uns einstürmen. Medien, Politik, Wirtschaft, Freizeit – alles buhlt um unsere Aufmerksamkeit. Auf tausend Dinge sollten wir gleichzeitig achten. In dieser Zerstreuung verlieren wir nicht selten die Achtsamkeit für uns selbst. Wir spüren uns selber nicht mehr. Wir spüren nicht mehr, wann es genug oder zu viel ist. Wir verlernen, auf unseren Körper zu hören. Und es fällt uns oft schwer, Nein zu sagen zu Aufgaben und Anforderungen, die an uns herangetragen werden und uns überfordern.

Die Kunst der Achtsamkeit ist eine Voraussetzung dafür, dass wir leben und nicht gelebt werden. Alle spirituellen Wege haben das Ziel, in die Achtsamkeit einzuführen.

Achtsamkeit ist nicht nur ein Begriff, sondern eine Praxis.

Wenn ich achtsam bin, achte ich auf alles, was ich tue, denke und fühle. Ich lebe ganz im Augenblick.

Nehmen wir als Beispiel das Gehen. Ich kann gehen und mit meinen Gedanken woanders sein, nicht auf den Weg achten, nicht auf meine Schritte achten, mich beim Gehen sorgen um viele Dinge des Alltags, die ich jedoch in diesem Moment gar nicht lösen kann. Viele Unfälle geschehen so, weil Menschen Dinge verrichten und in Gedanken woanders sind.

Wenn ich achtsam gehe, nehme ich meine Schritte wahr. Ich berühre die Erde, ich bleibe nicht stehen, sondern gehe weiter. Ich erfahre, dass das Gehen ein Gleichnis für mein Leben ist.

Ich kann natürlich nicht nur achtsam gehen. Ich kann lernen, alle Tätigkeiten des Alltags achtsam zu vollbringen.

Versuchen Sie doch heute mal bei einer Tätigkeit die Kunst der Achtsamkeit.

Wenn Sie z. B. ein Essen kochen, fragen Sie sich:
- Wo bin ich gerade mit meinen Gedanken?
- Wie geht es mir gerade?
- Was spüre ich in meinem Körper?
- Gibt es irgendwo Schmerzen oder Verspannungen?
- Wie fühle ich mich mit dieser Tätigkeit?

Und versuchen Sie das alles einfach nur wahrzunehmen. Sie müssen nichts ändern.

Sie dürfen nur Ihre Gedanken, Gefühle und Ihren Körper wahrnehmen.

Vielleicht merken Sie ja, dass Sie in Gedanken gar nicht beim Kochen sind, sondern dass in Ihnen etwas ganz anderes kocht, z. B. Wut oder Traurigkeit. Vielleicht gelingt es Ihnen sogar zu lachen, wenn Sie Ihre Gedanken wahrnehmen. Vielleicht können Sie mit sich ausmachen für einen Moment, diese Gedanken loszulassen. Dann spüren Sie doch nach, was Ihr Körper dazu sagt, wenn Sie negative Gefühle und Gedanken loslassen.

Was macht Ihr Atem? Verändert sich sonst etwas in ihrem Körper?

Ich lade Sie ein, ab heute jeden Tag einmal solch eine Übung zu machen. Egal, was Sie tun, halten Sie einen Moment inne und werden Sie sich Ihrer Gedanken, Gefühle und Ihres Körpers bewusst.

Es ist besonders wichtig, auf unsere Gedanken zu achten, denn sie bewirken vieles in unserem Leben. Oftmals haben wir sorgenvolle oder beunruhigende Gedanken, die unseren Körper dann in Stress versetzen. Oder wir haben bewertende oder abwertende Gedanken für andere oder uns selbst. »Gedanken-hygiene«, also sich der eigenen Gedanken bewusst zu werden, ist ein wirksames Mittel, gesund zu werden und das eigene Leben gut zu gestalten.

Wir sollen auch achtsam umgehen mit der Zeit. Und Zeit meint dabei Tageszeit, Jahreszeit, Lebenszeit.

Zeit ist heutzutage in aller Munde. Die häufigst verwendeten Sätze sind »Zeit ist Geld« und »Ich habe keine Zeit«.

Wir haben uns vielfach abgewöhnt, auf Rhythmen unsres Körpers zu hören, oft übergehen wir Schlaf- und Pausenbedürfnis, und es gibt nur wenige Menschen, die sich noch nach den Rhythmen der Natur richten.

Es gibt unzählige Seminare und Ratgeber zu »Zeitmanagement«. Aber obwohl wir uns in unserer komplizierten Welt immer mehr mit dem Zeitproblem beschäftigen, scheint sie immer weniger zu werden. Am Schluss geht es uns so wie dem Frisör Fusi in Michael Endes Buch »Momo«. Er war dem Vorschlag der Agenten der Zeit-Spar-Kasse gefolgt und hatte Zeit gespart, aber am Ende merkte er, dass seine Tage immer kürzer wurden.

Wir Menschen sind verstrickt in der Zeit. Doch wenn wir lernen, in der Gegenwart, im Augenblick zu leben, können wir uns aus dieser Verstrickung lösen.

Hier können wir wieder von den Kindern lernen. Beobachten Sie einmal Kinder, wie sie beim Spiel, völlig vertieft in ihr Tun, im Augenblick sind. (Als ich in der Kinderklinik arbeitete, nahm ich dieses Phänomen zum ersten Mal bewusst wahr und vergaß vor lauter verzückter Beobachtung meine Arbeit zu tun, was mir den Spott der Kollegen sicherte.)

Vielleicht ist das eine Teilbedeutung des Bibelsatzes: »Wenn ihr nicht umkehrt und werdet wie die Kinder, werdet ihr nicht eintreten in das Königreich des Himmels.« (Matth. 18,3)

Wann hatten Sie zuletzt das Gefühl, ganz in irgendetwas vertieft zu sein?

Kennen Sie das Erleben, ganz in der Gegenwart zu sein, ganz im Augenblick?

Der andere wichtige Aspekt ist die Entscheidung: Wir können

entscheiden, was wir mit unserer Zeit machen, welche Priorität wir hier und jetzt setzen. Das ist eine bewusste Entscheidung, die wir immer wieder neu treffen müssen.

Übung	Meine Zeit

Beantworten Sie die folgenden Fragen:
- Haben Sie ein Zeitproblem?
- Welches? Wann?
- Schildern Sie eine typische Situation, in der dieses Problem auftritt, so genau wie möglich.
- Was könnte in dieser Situation hilfreich sein für Sie?
- Wie sieht Ihr Tages- und Nachtrhythmus aus?
- Achten Sie auf Pausen zwischen der Arbeit?
- Wie verbringen Sie diese?
- Wie verbringen Sie Ihre freie Zeit?
- Sind Sie zufrieden damit?
- Möchten Sie etwas ändern? Was? Wie?

Viele Menschen beginnen ihren Tag morgens irgendwie, oft schlecht gelaunt, und dieser Tag endet dann genauso irgendwann vorm Fernseher. (Dieser ist übrigens ein großer Zeitfresser. Ich hatte zehn Jahre keinen und weiß, dass ich in diesen Jahren viel mehr Zeit fand, zu lesen oder Musik zu hören.)

Eine andere Möglichkeit, den Tag zu strukturieren, können wir von den Ordensleuten lernen.

Über den Tag verteilt gibt es feste Gebetszeiten, zu denen sich die Mitglieder eines Klosters zusammenfinden und beten, das Stundengebet, das sind Psalmen.

Sinn des Stundengebetes ist es, einzelne Tageszeiten mit ihrer Besonderheit vor Gott zu bringen und zugleich das Gebet der Kirche rund um die Erde nicht abreißen zu lassen.

Edith Stein, die vom jüdischen Glauben zum Christentum

konvertierte und in den Gaskammern von Auschwitz starb, schrieb: »*Mein Leben beginnt jeden Morgen neu und endet jeden Abend.*«

Wie schön wäre es, wenn wir so jeden Tag unseres Lebens sehen und erleben könnten!

Im »Vater unser« bitten wir um »das tägliche Brot heute«. Auch dieses Gebet ist ein Zeugnis der Achtsamkeit. Das Morgige gehört uns noch nicht, das Gestrige auch nicht mehr, so bitten wir um das »tägliche Brot heute«, das heißt alles, was wir brauchen für den heutigen Tag.

Wenn Ihnen die Praxis des Betens fremd geworden ist, so könnten Sie versuchen, andere ansprechende Texte für den Start in Ihren Tag und das Ende Ihres Tages zu finden und diese zu lesen und meditieren. Probieren Sie es aus und schauen Sie, ob es für Sie einen Unterschied macht. Viel Freude dabei!

Der Begriff der Achtsamkeit stammt ursprünglich aus östlichen Meditationspraktiken, die über 2500 Jahre alt sind.

Aber auch Benedikt von Nursia – der Heilige und Ordensgründer der Benediktiner – hielt die Achtsamkeit für die wichtigste spirituelle Übung. Er liebte das lateinische Wort »custodire«, das heißt »achten, achtgeben, wachen, bewusst wahrnehmen«.

Wenn wir achtsam leben, werden wir froher. Wir leben im Augenblick, und jeder Augenblick kann zur Erfahrung der Fülle des Lebens werden. Wir werden auch achtsamer unseren Mitmenschen gegenüber. Und wir werden wachsamer für die Kräfte der Lebensverachtung und lernen wieder Nein zu sagen zu Dingen, die uns nicht guttun.

Achtsamkeitstraining wird heute zunehmend in körperorientierten Therapien eingesetzt.

Besonders die Arbeit von Jon Kabat-Zinn wird mehr und mehr auch bei uns bekannt. Er entwickelte in den 80er-Jahren in Amerika ein Konzept zur Schmerztherapie und Stressbewältigung in Gruppen auf der Basis der Achtsamkeit.

Gerade in den Wechseljahren und den folgenden Lebensjahren ist es wichtig und hilfreich, achtsam mit sich umzugehen.

Dazu gehören auch: ein – eventuell neues – rechtes Maß zu finden für das eigene Leben und der Versuch, die Symptome des eigenen Körpers zu verstehen, wie wir im Folgenden sehen werden.

b) Das rechte Maß

Betrachte ich die letzten Jahre in meiner Praxis, so stelle ich fest, dass Wechseljahrsbeschwerden bei Frauen immer früher beginnen, oft schon im 39. Lebensjahr.

Ich erkläre mir das mit unserem Lebensstil, der Mehrfachbelastung insbesondere der Frauen. In manchen Fällen übernehmen Frauen neben der Haushalts- und Erziehungstätigkeit, dem Berufs- und Eheleben auch noch die volle Verantwortung für die Pflege der eigenen und/oder Schwiegereltern. Oder sie sind alleinerziehend. Viele Frauen gehen emotional erschöpft in die Wechseljahre.

Männer gehen besonders in ihrem Beruf an ihre physischen und psychischen Belastungsgrenzen. Viele von ihnen werden immer noch von ihrem Machtstreben geleitet, ohne auf ihren Körper zu achten.

Gleichzeitig bewirkt der heutige Zeitgeist aber den Druck, gesund und schön zu altern. Das gilt zunehmend auch für Männer.

Chronischer Stress über Jahre geht aber auch an unserem Äußeren nicht spurlos vorüber, denn er führt zu einer Erschöpfung der Nebennieren. Die Nebennieren bilden bei beiden Geschlechtern wichtige Hormone und Hormonvorstufen. Je gesünder die Nebennieren sind, desto besser können die Wechseljahre erlebt werden.

In unserer ruhelosen Welt haben wir verlernt, Maß zu halten, auf unsere Kräfte und Intuition zu hören.

Hildegard von Bingen schreibt: »*Wenn der Mensch geistig mehr aufnimmt, als er innerlich verarbeiten und ins Werk setzen kann, dann wird er krank, weil er im unrechten Maß ist.*

Es fehlt ihm das opus cordis, das Werk des Herzens. Er wird krank an Verkopfung.«

Das rechte Maß – das eigene Maß zu finden, heißt hingegen zu entdecken: Was kann ich leisten, wo sind meine Fähigkeiten und wofür will ich mich wirklich einsetzen.

Die folgende Übung ist besonders für Männer geeignet – aber natürlich auch für Frauen.

Sie stammt aus dem Buch von Diana Drexler: »Gelassen im Stress«. (Ich habe sie modifiziert)

Diana Drexler hat der Übung folgenden Witz vorangestellt:

»Meine Frau sagt immer, ich kümmere mich nicht genug um die Kinder.« – »Wie viele Kinder hast du denn?«

»Drei oder vier.«

Balance der Lebensbereiche **Übung**

Gerade in den Wechseljahren sind wir zur Neusortierung unserer Lebensbereiche aufgerufen.

Beantworten Sie nun bitte die folgenden Fragen.

Wie viel Raum (in Prozent ausgedrückt) nehmen in Ihrem Leben derzeit folgende Bereiche ein:

Beziehung, Partnerschaft, Ehe _____

Leistung und Arbeit __   _____

Körper und Gesundheit _____

Werte und Sinn _____

Spiritualität _____

Jetzt überlegen Sie, ob Sie mit dieser Verteilung zufrieden sind oder ob Sie etwas ändern wollen. Schreiben Sie Ihre Wünsche mit einer anderen Farbe daneben.

Machen Sie sich Gedanken, was Sie als Erstes ändern wollen, falls Sie etwas ändern wollen.

Und notieren Sie sich, wie Sie das anstellen.

Schreiben Sie das Datum des heutigen Tages unter Ihre Notizen und nehmen Sie sich vor, in einem Monat diesen Zettel wieder hervorzunehmen.

Wie sieht die Verteilung jetzt aus? _____

Was hat sich verändert? _____

Wie geht es Ihnen mit den Veränderungen? _____

Was war hilfreich, was war störend? _____

Sie können sich auch durch Anselm Grüns Buch »Führen mit Werten« anregen lassen, sich mit dem Thema des »rechten Maßes« auseinanderzusetzen.

Das rechte Maß

Anselm Grün definiert darin das rechte Maß als eine der Kardinaltugenden. Er sagt: »*Das eigene Maß zu erkennen, heißt auszuloten, was ich leisten kann. Erst wenn ich mein Maß erkannt habe, kann ich auch Grenzen setzen, damit ich nicht maßlos werde. Wer gegen sein Maß lebt, wird krank. Der Maßlose überfordert sich selbst und lebt letztendlich an sich vorbei.*«

Das rechte Maß hat auch mit Disziplin zu tun. Während für viele von uns das Wort Disziplin einen ausschließlich negativen Geschmack hat, ist Disziplin für Hildegard von Bingen »*die Kunst, sich immer freuen zu können*«. Warum? Weil ich selbst mein Leben in die Hand nehme und bestimme, was und wie viel ich tue und was mir guttut.

Ich lade Sie ein, in der nächsten Woche jeweils am Abend folgende Fragen sich zu stellen und zu beantworten:

- Wann will ich morgen aufstehen?
- Wie will ich den Tag beginnen – mit Frühstück, Frühsport, Meditation, Musik oder wie sonst?
- Wie lange wird mein Arbeitstag sein?
- Was kann ich in dieser Zeit erledigen?

Welche Zeit reserviere ich mir für:

- Familie oder Freunde
- Sport
- Kultur
- sonstige Interessen?

Nach dieser Woche überprüfen Sie bitte für sich, ob es hilfreich war, am Abend zuvor diese Fragen zu stellen. Wie verlief Ihre Arbeit? Wie verlief Ihre Freizeit? Was war anders?

Und dann schließen Sie wieder eine Woche an, ohne sich am Abend diese Fragen zu stellen.

Entscheiden Sie selber, womit Sie sich besser fühlen.

c) Was Symptome bedeuten

Wir haben verlernt, auf unseren Körper zu hören, seine Signale ernst zu nehmen. Wir haben uns daran gewöhnt, die natürlichen Vorgänge des Lebens wie z. B. Gebären, Menstruation und Menopause als Krankheit zu behandeln. Der folgende kurze Ausschnitt aus Christine Northrups Buch »Frauenkörper, Frauenweisheit« illustriert sehr eindrücklich, was jahrelanges Pilleschlucken auch bedeutet.

»Es macht mich traurig«, sagte Laura, »wenn ich mir klarmache, wie lange ich die außerordentliche Wechselwirkung von Gehirn, Hormonen, Gebärmutter und Eierstöcken als selbstverständlich hingenommen, mit Medikamenten bekämpft oder einfach nur als lästig empfunden habe. Niemand hat aus meiner ersten Periode ein Fest gemacht. Niemand hat mich darauf aufmerksam gemacht, dass ich die Fähigkeit, Kinder zu gebären, mit meiner Sexualität verbinden könnte. Ich wollte diesen Zauber und das verlorene Geheimnis wirklich wiederfinden. Aber ich musste erst zwei Jahre lang mein Leben aufräumen, sozusagen Hausputz machen und die Spinnweben aus den Ecken fegen, bevor ich auch nur ansatzweise meinem Körper trauen konnte.«

Natürlich hat die Pille auch den Aspekt, das sie vielen Frauen geholfen hat, beruflich auf eigenen Beinen zu stehen. Aber ich finde es außerordentlich wichtig, auch mal über die ganzheitlichen Nebenwirkungen der Pille nachzudenken.

Obwohl zum Leben von Frauen und Männern Krankheit, Schmerz und Trauer dazugehört, lehrt uns unsere Kultur, dies alles zu bekämpfen. Wir produzieren unzählige »Antis«: Antibiotika, Antipyretika, Antidepressiva, Anti-Babypillen usw. und jetzt auch die Anti-Aging-Gesellschaft.

Gerade Frauen haben von Generation zu Generation gelernt, ihre Gefühle zu unterdrücken. Wie oft sehe ich Frauen mit Blutungsstörungen in den Wechseljahren in meiner Praxis.

Wenn ich nachfrage, erfahre ich meist, dass sie in Trennungssituationen von Partnern, Kindern oder Eltern sind. Ich kann mich des Eindrucks nicht erwehren, dass die Gebärmutter bei diesen Frauen mit ihrem Bluten Tränen weint, die noch nicht geweint wurden. Dabei ist das Freisetzen von Emotionen ein organischer Heilungsprozess.

Männer dürfen in unserer Kultur noch weniger zu ihren Emotionen stehen.

Sie hören noch weniger auf die Symptome ihres Körpers als die Frauen. Dies erklärt wahrscheinlich das schon erwähnte Phänomen: Frauen leiden, Männer sterben.

Übung   **Ein Gespräch mit meinem Körper**

Wenn Sie das nächste Mal körperliche Symptome haben, so versuchen Sie, mit den Symptomen oder dem Organ, das sich meldet, einen Dialog zu halten.

- Fragen Sie doch einfach mal, was Ihnen der Körper sagen will.
- Fragen Sie, was Ihr Körper jetzt braucht.
- Fragen Sie, was Ihr Körper jetzt gar nicht mag.
- Seien Sie einfach gespannt auf Ihre Gedanken.

Vielleicht gibt es auch andere Menschen in Ihrer Familie, die mit diesem Organ schon Probleme hatten.

- Fragen Sie, was das bedeuten kann.
- Geben Sie sich die Erlaubnis, dies alles zu fragen, und dann seien Sie offen für das, was Ihnen in den Sinn kommt.
- Schreiben Sie alles auf, was Sie erfahren.

Zum Abschluss bedanken Sie sich einmal bei Ihrem Körper für all die vielen Dienste, die er leistet – Tag für Tag –, ohne dass Sie etwas dazutun müssen. 90 % der Körperfunktionen geschehen ohne Ihr bewusstes Zutun. Ihr Herz schlägt. Die Nahrung, die Sie aufnehmen, wird verwandelt. Die Luft, die Sie einatmen, wird in alle Ihre Zellen verteilt. Wirbelsäule, Muskeln und Füße tragen Sie durch Ihr Leben. In allen Zellen laufen viele Stoffwechselprozesse. Ihre Augen und Ohren gestatten Ihnen zu sehen und zu hören, was es alles in der Welt gibt. Gestatten Sie sich zu staunen über das Wunder Ihres Körpers.

In Gruppen mit Frauen lade ich dazu ein nachzudenken, was die typischen Wechseljahrssymptome eigentlich noch bedeuten könnten. Das ist immer wieder spannend! Z. B. Hitzewallungen: Diese werden von den meisten Frauen als außerordentlich störend wahrgenommen.

Manche Frauen haben jedoch einen kreativen Umgang mit diesem Symptom entwickelt.

Eine Kursteilnehmerin erzählte: »Ich habe früher immer so gefroren, besonders die Hände waren kalt. Wenn jetzt die Hitzewallungen kommen, stelle ich mir vor, am Skilift zu stehen und ich freue mich über meine warmen Hände.«

Hitze bedeutet auch Sexualität. Vielleicht gibt es unerfüllte Bedürfnisse oder solche, die frau sich nicht mehr zugesteht.

Hitze ist auch Energie. In der chinesischen Medizin sagt man, dass mit Ausbleiben der Menstruation Kräfte freigesetzt werden, die vorher zyklisch verbraucht wurden. Werden diese Kräfte jedoch nicht genutzt, kommt es zum Energiestau, zu Wallungen.

Eine andere Frau erzählte mir, nach dem Kurs habe sie plötzlich verstanden, warum und wann sie Hitzewallungen habe. Sie seien im Zusammenhang mit einem Projekt, das sie vorhatte. Ihr Körper habe sie davor warnen wollen. Sie habe das Projekt verworfen und seither keine Wallungen mehr.

Die letzte Menstruation im Leben einer Frau ist ein einschneidendes Ereignis. Hiermit ist klar, dass sie keine Kinder mehr bekommen kann. Viele Frauen erleben dies als Befreiung. Andere hingegen als Verlust. Eine Frau beobachtete bei sich eine große Traurigkeit, als sie merkte, dass ihre Monatsblutungen endgültig versiegten. Sie fühlte sich wertlos. Doch dann gewann sie wieder Zugang zu ihrem altbekannten und lange nicht mehr benutzten Talent zu schreiben. Sie schrieb ein Buch für Kinder und wandelte damit ihre körperliche in eine geistige Fruchtbarkeit.

Eine andere Patientin erzählte mir: »Ich war mit meiner Freundin in der Toskana in Urlaub. Zuvor hatte ich mich von meinem Freund getrennt. In diesem Urlaub bekam ich meine letzte Blutung. Plötzlich überfiel mich eine tiefe Traurigkeit, wie ich sie noch nie in meinem Leben gespürt hatte. Ich wusste, dass diese Traurigkeit nicht mit der Trennung in Zusammenhang stand. Ich wusste, dass ich gerade meine letzte Blutung hatte und dass ich nie mehr ein Kind würde gebären können. Daher kam der tiefe Schmerz.«

Auch diese Frau verwandelte diesen Schmerz in kreatives Schaffen. Sie begann einen neuen Lebensweg als Bildhauerin. Die Gebärmutter ist ein wunderbar kreatives Organ. Frauen können mit ihr Kinder gebären, aber auch etwas über ihre Kreativität erfahren. Ist der Zugang zu dieser Kraft unterbrochen, so kann sich Energie stauen und es können z. B. Myome entstehen. Dies ist eine von mehreren Erklärungsmöglichkeiten für das Entstehen von Myomen. Ob die Prostatavergrößerungen der Männer ähnliche Hintergründe haben, frage ich mich oft. Dass Männer ihre Wechseljahre nicht so bewusst wahrnehmen wie Frauen, hängt sicher damit zusammen, dass sie keine Menstruation haben und keine Kinder gebären.

Ein weiteres großes Wechseljahrsthema sind die Stimmungsschwankungen. Manche sind in dieser Zeit einfach aggressiver, reizbarer. Bei Frauen scheinen die relativ erhöhten männlichen Hormone eine Erklärung zu geben. Aber in unseren Kursen gab es Frauen mit einer ganz anderen Idee dazu.

Eine Frau erklärte: »Jahrelang habe ich versucht, Familie, Partnerschaft und Beruf auf die Reihe zu bringen. Immer im Spagat zwischen den unterschiedlichen Anforderungen. Immer hatte ich das Gefühl, es reicht nicht, was ich tue. Aber jetzt habe ich das Gefühl: Es reicht mit diesem Spagat! Ich möchte auch mal an mich denken. Ich bin nicht für alles verantwortlich. Ich kann zunehmend merken, wann es mir zu viel wird, und Aufgaben an andere – meinen Mann und meine Kinder – abgeben.«

Eine andere Patientin, die ich länger betreute und die im Wechsel zunehmend antriebsloser und trauriger wurde, erkannte im Verlauf unserer gemeinsamen Arbeit: »Ich muss immer häufiger an meine Mutter denken. Sie war mal eine schöne Frau. Nach ihrer Scheidung von ihrem ersten Mann hat sie irgendwie aufgehört zu leben. Sie hat zwar noch einmal geheiratet, aber diese Ehe war unglücklich. Ich erinnere mich an sie, wie sie immer putzte. Keiner verstand das. Schon früh am Morgen stand sie auf, öffnete bei jedem Wetter alle Fenster und begann die Wohnung zu putzen. Jetzt glaube ich, es war ihre einzige Möglichkeit, ihr trauriges Leben zu ordnen. In letzter Zeit werde ich meiner Mutter immer ähnlicher. Ich habe so viel Wut auf das Leben, aber ich kann diese Wut nur gegen mich richten.«

Wenngleich sich diese Geschichte traurig anhört, so war sie doch der Anfang für einen »Wechsel« im Leben dieser Frau. Sie lernte im Verlauf unserer Arbeit immer mehr, ihre Wut wahrzunehmen, zu äußern und neue Wege zu finden.

Auch Schlaflosigkeit ist ein häufiges und meist als lästig und quälend empfundenes Symptom der Wechseljahre. Und wenn dieses anhaltend ist, muss es behandelt werden. Trotzdem möchte ich von einer Kursteilnehmerin berichten, die ihre Schlaflosigkeit so deutete:

»Ich kämpfe jetzt schon seit einiger Zeit mit Schlafstörungen. Oft kann ich nicht einschlafen. Das ist meist, wenn ich mit Problemen ins Bett gehe oder viele Eindrücke an einem Tag hatte. Ich habe gemerkt, dass es für mich besser ist, nicht noch zusätzlich andere Eindrücke z. B. durch das Fernsehen oder durch das Lesen vorm Schlafen zu sammeln. Es hilft mir, wenn ich beides weniger tue. Es reicht schon, das zu verarbeiten, was ich selber am Tag an Erlebnissen hatte. Aber ich habe auch immer wieder Durchschlafschwierigkeiten. Da wache ich um fünf Uhr auf, dabei könnte ich noch eine Stunde schlafen. Lange habe ich mich darüber geärgert.

In letzter Zeit aber beginne ich mich zu freuen, dass ich früher wach werde. Ich nutze diese Zeit, um wach zu werden für das, was ich an diesem Tag tun möchte. Diese Frage habe ich mir früher so nie gestellt.«

Und es gibt Frauen, die ihre Wechseljahre und die Symptome so empfinden, wie die folgende Patientin das nach einer Untersuchung ausdrückte: »Ich merke viele kleine Veränderungen in meinem Körper. Ich merke, wie alles ruhiger wird. Ich freue mich auf das Älterwerden, es ist gut so für mich, und es wird schöner. Nach dem vielen Auf und Ab in meinem Leben kommt jetzt allmählich eine Zeit des Gleichklanges.«

d) Nein-Sagen

Immer wieder ist es mir ein großes Vergnügen, kleine Kinder zu beobachten in ihren Reaktionen. Und es begeistert mich stets aufs Neue, mit welcher Klarheit sie für ihr Überleben sorgen. Und dazu gehört ihr deutliches Nein-Sagen zu Dingen und Anforderungen, die ihnen nicht gefallen oder nicht guttun. Mit zunehmendem Einfluss und Eingreifen der – natürlich auch nötigen – Erziehung geht diese wunderbare Fähigkeit zum Nein-Sagen verloren.

Wir Erwachsene müssen tatsächlich einiges an Bewusstseinsarbeit leisten, sei es allein oder mit Therapeuten oder in Seminaren, um diese Fähigkeit wiederzuerlangen.

Natürlich geht es dabei auch um die Fähigkeit, Kunst, Gabe oder auch den Geist der Unterscheidung. Was ist richtig oder falsch für mich, was tut mir gut, was nicht?

Das wunderbare christliche Gebot »Liebe deinen Nächsten wie dich selbst« wird von vielen Menschen reduziert auf den ersten Teil. Dieses »Liebe dich selbst« ist für viele Menschen unendlich schwierig geworden. Aber genau diese Schwierigkeit führt zu Erschöpfung, dem Sich-leer-Fühlen (Burnout).

Es geht hier nicht um falsche Eigenliebe, Nabelbeschau oder

Egozentrik. Es geht darum, Nein zu sagen zu dem, was uns erschöpft, was uns Energie raubt, was uns von unserer eigentlichen Aufgabe abhält.

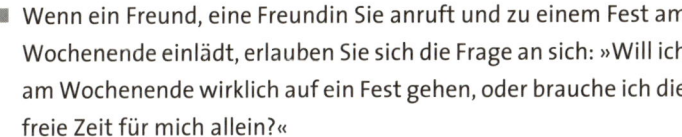

Nein-Sagen — Übung

- Wenn ein Freund, eine Freundin Sie anruft und zu einem Fest am Wochenende einlädt, erlauben Sie sich die Frage an sich: »Will ich am Wochenende wirklich auf ein Fest gehen, oder brauche ich die freie Zeit für mich allein?«
- Wenn Sie das nächste Mal um Hilfe gebeten werden, erlauben Sie sich zu spüren, was Ihr Körper dazu sagt. Gibt es Verspannungen oder ein Gefühl von Anstrengung oder Müdigkeit? Oder signalisiert Ihr Körper: »Alles klar, das macht Spaß, das mache ich gerne.«
- Am Ende eines Arbeitstages spüren Sie nach, wie es Ihnen geht.
- Welche Tätigkeiten haben Ihnen Spaß gemacht, welche haben Sie erschöpft?
- Gab es Menschen, die Sie mit ihren Problemen oder Einstellungen runtergezogen haben?
- Gab es Menschen, die Sie »beflügelt« haben?

Diese Übung soll nicht dazu führen, dass Sie keinem Menschen mehr Hilfe leisten oder Ihren Job hinschmeißen. Wir können natürlich nicht nur leben, wie es uns gefällt.

Die Übung soll Ihnen helfen, sich bewusster zu machen, was Ihnen wirklich guttut und welche Tätigkeiten und Menschen Ihnen Energie spenden.

Und sie will Sie anregen, mehr von dem zu tun, was Ihnen guttut. Sie soll Ihnen helfen, sich bewusster zu machen, dass Sie auch als Erwachsener durchaus die Möglichkeit haben, Nein zu sagen. Das bedeutet, Sie übernehmen Verantwortung für sich, Ihre Gesundheit und Ihren Lebensauftrag.

Möge die Übung gelingen!

Es wird Ihnen vermutlich nicht immer leichtfallen, aber denken Sie daran: Es sind die kleinen Abweichungen im Leben, die das Neue bringen.

Ich habe eine liebe Freundin, die ich nun schon lange kenne. Ihre Liebenswürdigkeit und Hilfsbereitschaft, ihr Sich-einstellen-und-einspüren-Können auf und in andere Menschen sind ihr ganz besonderes Merkmal. Vor einigen Jahren zeigte sich bei ihr eine schwere Krebserkrankung. Sie ist bis heute durch diese Erkrankung mit großem Mut und viel Kraft hindurchgegangen. Was sich aber an ihr verändert hat, ist die neue Fähigkeit, Nein zu sagen. Wenn sie keine Lust auf ein Treffen oder ein Telefonat oder sonstige Tätigkeiten hat, sagt sie jetzt deutlich ihr Nein. Am Anfang hat mich diese Veränderung sehr irritiert.

Aber sie hat mir auch geholfen, meine eigene Möglichkeit zum Nein-Sagen zu entdecken und zu überprüfen. Unsere Freundschaft hat durch diese Klarheit an Wert und Tiefe gewonnen.

3 Wechseljahre als Start in einen neuen Lebensabschnitt

oder

Wo steht geschrieben,
dass eine alte Dame nicht auf Bäume klettern darf?
(Astrid Lindgren)

a) Ja-Sagen

Im vorherigen Kapitel haben wir doch erst das Nein-Sagen geübt. Jetzt sollen wir plötzlich »Ja« sagen??

Das Ja-Sagen ist vielleicht noch schwieriger für uns zu erlernen.

Für viele Menschen sind die Wechseljahre eine kritische Zeit, eine Lebenskrise.

Nicht immer sind dabei die körperlichen Veränderungen im Vordergrund. Oftmals verändern sich die Dinge auf der ganzen Bandbreite des Lebens. Die eigenen Eltern oder die Schwiegereltern können krank oder pflegebedürftig werden oder sterben.

Häufig verlassen die Kinder in dieser Zeit das Elternhaus. Dies ist besonders für die Mütter schmerzlich und stellt eine neue Herausforderung an die bleibende Paarbeziehung. Oftmals zerbrechen langjährige Partnerschaften. Oder es gibt Veränderungen im Berufsleben.

Viele Menschen versuchen in Krisenzeiten erst einmal »davonzulaufen«. Ehekrisen werden häufig so bearbeitet, dass sich der eine oder andere (oder beide) Partner in eine neue Beziehung stürzt.

Gesundheitliche Krisen werden oftmals ignoriert, man versucht weiterzumachen, bis es wirklich nicht mehr geht.

Unsere Spiel-, Spaß- und Freizeitgesellschaft bietet unzählige Möglichkeiten der Zerstreuung. Wenn Sie verlassen wurden, können Sie durch das Internet in kürzester Zeit schon ein neues »Date« planen und in anderen Armen liegen.

Sie können natürlich auch eine Therapie beginnen und erst einmal nach den Ursachen für Ihre Misere forschen. Oder Sie wählen eine der vielen Drogen unserer Zeit wie z. B. Alkohol, Nikotin, Spiel- oder Arbeitssucht und vieles andere mehr, um zu vergessen.

Das Problem all dieser Lösungsmöglichkeiten ist nur, dass sie keine wirklich belastbare und tragende Weisheit enthalten, sondern häufig neue Probleme schaffen.

Ich möchte Ihnen jetzt aber eine Übung vorschlagen, von der ich weiß, dass sie für einige Menschen die schwerste Übung dieses Buches sein wird.

Aber wann immer Sie sich in einer Krise befinden und vielleicht schon einiges erfolglos ausprobiert haben, sollten Sie sich trauen, sich auf diese Übung einzulassen.

Übung | **Ja-Sagen**

Setzen Sie sich an einen für Sie guten Platz, wo immer das sein mag. Sie können auch in die Natur gehen.

Nehmen Sie einen Stapel Karten oder Zettel und Stifte mit.

Versuchen Sie jetzt zur Ruhe zu kommen an diesem guten Platz.

 Dann gehen Sie in Gedanken sorgfältig durch alle Bereiche Ihres Lebens: Gesundheit, Ehe, Beziehungen, Freundschaften, Verwandte, Kinder, Beruf, Finanzen, Sexualität, Freizeit, Werte, Spiritualität … oder andere für Sie wichtige Lebensbereiche.

Beschriften Sie nun zunächst je einen Zettel mit Ihrem derzeitigen Problem aus diesen Bereichen. Wählen Sie einfach einen Begriff, ein Symbol oder einen Satz, der dieses Problem am besten ausdrückt.

Dann beschriften Sie bitte je einen Zettel mit einem Begriff aus den Bereichen Ihres Lebens, die für Sie zurzeit stimmig oder schön sind.

Versuchen Sie wirklich, Ihr Leben in seiner Vielfalt zu betrachten.

Und dann breiten Sie alle Zettel vor sich auf dem Boden aus.

Spüren Sie Ihren Atem. Achten Sie darauf, wie Sie jetzt sitzen, wie sich Ihr Kopf anfühlt, Ihre Schultern, Ihre Arme, Ihre Hände, Ihr Bauch, Ihr Rücken, Ihre Beine, Ihre Füße.

Werden Sie ganz ruhig. Schauen Sie jetzt von Zettel zu Zettel.

Das ist Ihr Leben, in seiner ganzen Fülle …

Probleme und Lösungen, Leichtes und Schweres …

Versuchen Sie nun, zu allem, was Sie vor sich ausgebreitet haben, bedingungslos »Ja« zu sagen. »Ja, so ist es«, »Ja, alles darf so sein«.

Es geht nicht um Analyse, warum das eine oder andere so ist.

Es geht nicht um Schuldzuweisung an sich oder andere.

Es geht nicht um das Suchen von Lösungen.

Es geht um die bedingungslose Annahme dessen, was jetzt ist.

Falls Ihnen irgendwelche Einwände kommen, irgendein »Ja – aber«, lassen Sie das vorüberziehen und probieren Sie erneut, »Ja« zu sagen.

Spüren Sie, wie es Ihnen geht, wenn Sie bedingungslos »Ja« sagen.

Dieses »Ja« bedeutet nicht, dass alles so bleiben soll, wie es zurzeit ist.

Im Gegenteil – es ist der einzig mögliche Beginn einer Veränderung.

Falls Ihnen die Übung heute nicht gelingen mag, probieren Sie sie an einem neuen Tag noch einmal.

Falls Sie möchten, können Sie Ihre Zettel jetzt ordnen, z. B. nach der Wichtigkeit der Themen für Sie.

Und Sie können auf die Rückseite des Zettels schreiben, welche Veränderung Sie sich wünschen. Wenn Sie mögen, schreiben Sie auch ein paar Ideen auf, wie Sie diese Veränderung herbeiführen und was Sie glauben, wer oder was hilfreich sein könnte, und wie lange der Prozess der Veränderung dauern könnte. Ordnen Sie Ihre Zettel. Überlegen Sie, mit welchem Thema Sie beginnen wollen.

Schauen Sie dann noch mal auf die Lebensbereiche, die zurzeit für Sie stimmig sind, in denen Sie sich wohlfühlen.

Und dann schließen Sie die Übung, indem Sie ein paar kräftige Atemzüge nehmen.

b) Mehr ich selbst sein – die eigene Selbstachtung nähren

Die Selbstachtung ist der Wert, den wir uns selbst beimessen. Es sind alle Gefühle über uns selbst und unsere Erwartungen in Bezug darauf, wie andere sich uns gegenüber verhalten. Die Grundlage dafür wurde in unseren Kinderstuben gelegt. Die Psychoanalyse hat aufgezeigt, dass bei der Erziehung viele Fehler gemacht werden.

Ich selbst habe auch viele Jahre damit zugebracht, die Schwäche meines Selbstwertgefühls durch die Erziehung von Mutter oder Vater zu erklären. Das hat mir aber nicht wesentlich weitergeholfen. Mittlerweile bin ich froh, spüren zu können, dass alle Menschen, die mich erzogen haben, das nach ihrem besten Wissen und Gewissen getan haben. Und dass ich die Möglichkeit habe, das, was falsch oder einengend war – wenn auch langsam –, zu verändern.

Und ich glaube, diese Möglichkeit haben alle Menschen, die sich auf den Weg machen, bewusst ihre eigene Selbstachtung zu erfahren und zu erforschen.

Sich selbst achten und sich selbst nähren kann man lernen und üben. Eine starke Selbstachtung verändert auch unsere Beziehungen zu anderen.

Wenn ich z. B. nach einem anstrengenden Arbeitstag nach Hause komme, kann das so aussehen, dass ich mit dem Nächsten, der mir entgegenkommt, wegen einer Kleinigkeit einen Streit vom Zaun breche, oder aber ich kann lernen zu sagen:

»Mir geht es gerade schlecht, ich bin voll Ärger. Die Arbeit war belastend. Meine schlechte Stimmung hat nichts mit dir zu tun.«

Damit achte ich mich mit meinen Gefühlen und den anderen.

Für Virginia Satir hat die Selbstachtung drei Dimensionen: eine körperliche, eine spirituelle und eine psychologische Dimension.

Sie schlägt vor, alle drei Dimensionen zu nähren und ein Gleichgewicht herzustellen.

Die *körperliche Dimension* kann man nähren, indem man auf gute Ernährung, körperliche Aktivität und auf die Gesundheit achtet. Darauf haben wir im ersten Teil des Buches unser Augenmerk gelenkt.

Die *spirituelle Dimension* kann man nähren, indem man sich bewusst macht, dass wir verbunden sind mit etwas, das größer ist als wir selbst.

Es ist wichtig, dass wir nicht in Egozentrik ertrinken, denn dann werden wir sehr einsam.

Therese von Lisieux, die berühmte Karmelitin, die bereits im Alter von 24 Jahren an Tuberkulose starb, betrachtete dieses Kreisen um das eigene Ich bis zum Lebensende als ihre größte Versuchung. Und sie schrieb dazu in der ihr eigenen, unnachahmlichen Art: »*Der liebe Gott zwingt uns ja nicht, in unserer eigenen Gesellschaft zu verweilen.*«

Wenn es uns gelingt, hinter unseren Ich-Schleier zu schauen, können wir die Erfahrung der Einheit und Liebe machen. Diese Dimension ist für den heutigen aufgeklärten Menschen so unglaublich schwierig geworden

Die psychologische Dimension können wir nähren, indem wir unsere Gefühle, Gedanken und Erlebnisse uns bewusst machen und ausdrücken.

Virginia Satir formulierte dazu die »5 Freiheiten«, die sie jedem Menschen wünschte:

- *Die Freiheit zu sehen und zu hören, was ist, statt zu sehen und zu hören, was sein sollte oder einmal sein wird.*
- *Die Freiheit zu sagen, was du fühlst und denkst, statt zu sagen, was du darüber sagen solltest.*
- *Die Freiheit zu fühlen, was du fühlst, statt zu fühlen, was du fühlen solltest.*

- *Die Freiheit, um das zu bitten, was du möchtest, statt immer auf die Erlaubnis dazu zu warten.*
- *Die Freiheit zu wagen, was dich reizt, statt immer nur »Sicherheit« zu wählen und »das Boot nicht zum Kentern zu bringen«.*

Übung	Mein Selbstwert

Beantworten Sie im Folgenden die Fragen:

1. Wie schätzen Sie Ihren Selbstwert auf einer Skala von 0–10 derzeit ein?
   0 bedeutet: ganz schlecht, 10 bedeutet: maximal gut.
2. Gab es in Ihrem Leben jemals einen anderen Wert?
   Wann war das, welcher Wert war das?
   Vielleicht gab es auch mehrere verschiedene Werte, überlegen Sie, welche Werte Sie schon hatten und warum das so war.
3. Hat sich in Ihrem Selbstwert in letzter Zeit etwas verändert? Was und wieso?
   Schreiben Sie spontan alles auf, was Ihnen jetzt in den Sinn kommt.
4. Welche Menschen oder Ereignisse waren in der Vergangenheit wichtig für die Entwicklung Ihrer Selbstachtung? Wer oder was war besonders unterstützend?
   Beschreiben Sie mit Ihren Worten die Situation, Ihre Gefühle und Gedanken, die Sie damals über sich hatten.
5. Was war eher hinderlich zum Aufbau eines guten Selbstwertes? Gibt es ein Erlebnis?
   Schildern Sie es so genau wie möglich.
6. Wer oder was ist heute wichtig für Ihren Selbstwert?
7. Was können Sie tun, um Ihren Selbstwert zu steigern?

Spieglein, Spieglein an der Wand –
Oder wie Sie zum Coach für Ihre Zellen werden
Die folgende Übung wurde besonders für Frauen entwickelt.

Ich persönlich hatte jahrelang gar keinen Spiegel. Ich war einfach überzeugt, dass ein Blick in den Spiegel nur frustrierend sein könne. Gleichzeitig fuhr ich aber immer – wie heute auch noch – nach Italien und konnte (heute auch noch) stundenlang am Strand oder auf der Piazza italienische Frauen betrachten. Kleine Mädchen, jugendliche oder ältere und alte Frauen faszinierten mich in ihrer Selbstdarstellung. Ich fand sie irgendwie alle schön, sie zeigten sich mit Freude und Stolz. Und als Grund für dieses Auftreten glaubte ich die Familie zu sehen, die Anerkennung und Bewunderung der jungen Mädchen durch ihre Väter.

Das hatte ich nicht gehabt. Sie haben das vielleicht auch vermisst.

Irgendwann kaufte ich mir doch einen Spiegel. Meist sah ich zuerst, was mir nicht gefiel an mir. Parallel dazu bemerkte ich beim Betrachten anderer Menschen, berufsbedingt vornehmlich der Frauen, dass jeder Mensch irgendeine Besonderheit und daher auch besondere Schönheit hat. Und ich begann zu üben, das Besondere im Gegenüber zu entdecken.

Und genau das bitte ich Sie jetzt zu versuchen. Beginnen Sie mit sich selber.

- Schauen Sie in den Spiegel.
- Werden Sie sich bewusst, welche Gedanken und Bewertungen Ihnen durch den Kopf gehen, wenn Sie sich anschauen.
- Wann immer Ihnen etwas Negatives einfällt, machen Sie STOP.
- Wenden Sie sich vom Spiegel ab und machen Sie sich bewusst, was Sie gerade gedacht haben.

Viele Frauen haben durch den Diätenwahn ein völlig falsches Selbstbild von sich. Sie fühlen sich viel schwerer und dicker, als sie wirklich sind.

Es gibt eine junge Forschungsrichtung, die Psychoneuroendokrinologie, d. h. die Beschäftigung mit der Frage, wie Gedanken und die Psyche das Hormon- und Abwehrsystem unseres Körpers beeinflussen.

Wann immer Sie denken »diese blöden dicken Oberschenkel« kommt diese negative Botschaft in allen Ihren Zellen an. Versuchen Sie ab heute achtsamer mit Ihrem Spiegelbild zu sprechen.

Und suchen und finden Sie das Besondere bei sich. Sie können gerne auch eine gute Freundin oder einen Freund fragen, was er oder sie an *Ihnen* an Besonderem entdeckt hat. Und umgekehrt können Sie das auch bei ihr oder ihm tun.

Diese Übung klingt einfach, ist sie aber nicht. Und sie erfordert regelmäßiges Training.

Sie können zum Coach für Ihre Zellen werden.

Versuchen Sie ab jetzt, sich täglich ein wenig freundlicher anzuschauen.

Ihre Zellen und Ihr Immunsystem danken es Ihnen.

c) Auf der Suche nach Ressourcen

Wechseljahre stellen einen neuen Lebensabschnitt dar. Wenn man etwas Neues beginnt, so spürt man erst mal Verunsicherung, oftmals Angst vor Verlust und Orientierungsschwierigkeit.

Aber jede und jeder von Ihnen hat bis zum jetzigen Zeitpunkt schon einiges in seinem/ihrem Leben gemeistert, so manche Hürde genommen. Das heißt also: Sie haben Fähigkeiten, Potenziale, Handwerkszeuge, um Probleme zu lösen. Genau das sind Ihre Ressourcen.

Und bevor Sie jetzt weitergehen, ist es hilfreich, sich all dieser Ressourcen bewusst zu werden.

Die folgende Erkundung ähnelt der Selbsterfahrung »Spieglein, Spieglein an der Wand« des vorherigen Kapitels. Aber diesmal geht es nicht nur um Ihr Äußeres, sondern auch um Ihre inneren Fähigkeiten.

Nehmen Sie sich einen Stift und Block und beantworten Sie zunächst die Frage:

■ Was sind Ihre Fähigkeiten, Kompetenzen und Stärken?

Falls Sie diese Übung nicht allein machen, können Sie auch jetzt Ihr Gegenüber bitten aufzuschreiben, was dieser bei Ihnen an Fähigkeiten, Kompetenzen und Stärken wahrnimmt. Und Sie können das auch für ihn tun.

Tauschen Sie sich danach aus. Sie werden merken, dass es nicht wenige Unterschiede gibt in der Eigen- und Fremdwahrnehmung. Vielleicht entdecken Sie mithilfe Ihres Gegenübers eine neue Ressource bei sich selber!

Als Nächstes bitte ich Sie, sich Gedanken zu machen, was – außer Ihren eigenen Fähigkeiten – für Sie im Leben stärkend und hilfreich ist, um Probleme zu meistern.

Das können Menschen sein, die Natur, Tiere, die Musik oder Tätigkeiten. Es können aber auch Erlebnisse oder Menschen aus der Vergangenheit sein. Oder aber auch Wünsche, Zukunftspläne.

■ Was sind Ihre Kraftquellen?

Sie können sich, falls Sie nicht allein sind, danach wieder mit Ihrem Gegenüber austauschen.

Es ist spannend zu hören, welche Kraftquellen Menschen haben. Und auch hier können Sie wieder Neues entdecken.

d) Das Umwandeln von Familienregeln

»Es kommt die Zeit, da wirst du spüren, dass du dich selbst erkennen, deine eigenen Wege gehen und deine eigenen Träume leben musst.« (Sergio Bambaren)

Virginia Satir war der Ansicht, dass viele Menschen ein unmenschliches Leben führen, weil sie unmenschlichen Regeln gehorchen. Wie entstehen solche Regeln?

Wenn wir Kinder sind, sind wir vollkommen abhängig von unseren Eltern. Wir brauchen ihre Liebe, ihr Lob, ihre Zuwendung. Kinder lernen daher, die Erwartungen und Regeln der Erwachsenen zu befolgen, um geliebt zu werden. Die Eltern haben diese Regeln wiederum von ihren Eltern erhalten und geben sie weiter an ihre Kinder. Sie tun dies nach bestem Wissen und Gewissen.

Regeln, Antreiber und Erlauber
Es geht hier nicht um Schuldzuweisung. Ich möchte Sie einladen, einmal zu sammeln, welche Regeln Sie aus Ihrem Herkunftssystem kennen.

Das können solche Regeln sein wie »Erst die Arbeit, dann das Vergnügen« oder »Sei immer nett« oder »Ein richtiger Mann zeigt seine Gefühle nicht« oder »Man isst immer seinen Teller leer« oder »Man sagt nicht, was man denkt« oder »Hilf dir selbst, dann hilft dir Gott« oder »Den Vogel, der am Morgen singt, holt abends die Katz« oder »Kinderwille ist Kälberdreck«.

Gehen Sie auf Suche, sie wird bestimmt spannend und ergiebig. Schreiben Sie alles auf eine Seite eines großen Blattes. Diese Regeln wirken auf uns wie »innere Antreiber«.

Wenige Tage vor dem Schreiben dieser Zeilen machte ich eine Aufstellung zu einem beruflichen Thema. Und obwohl ich schon sehr viel in meiner Herkunftsfamilie herumgestöbert habe, war ich sehr erstaunt, dass als zentrales Hindernis für mein Weiterkommen ein Satz meines Vaters auftauchte, nämlich: »Man kann auch vom Regen in die Traufe fallen.«

Mir wurde urplötzlich klar, dass dieser Satz, diese Regel, mir verunmöglichte, anstehende Entscheidungen zu treffen und ich so an meiner beruflichen Situation festhielt.

Mein Vater hatte diesen Satz natürlich nicht gesagt, um mir zu schaden. Aber es war an der Zeit, mich von dieser Regel in meinem Leben zu verabschieden und stattdessen einen neuen Satz auszusprechen: »Ich darf mein Leben jetzt neu gestalten.«

So bitte ich auch Sie jetzt zu schauen, ob die Regeln, die Sie gefunden haben und die jetzt auf Ihrem Blatt stehen, heute noch hilfreich sind für Sie.

Es gibt bestimmt auch hilfreiche Regeln. Überlegen Sie, wann sie Ihnen im Leben nützlich waren und zu Ihrer Lebenseinstellung passen.

Wenn Sie jedoch solche finden, die aktuell nicht mehr für Sie stimmig sind, so erlauben Sie sich jetzt, auf ein anderes großes Blatt Ihre neue Regel, Ihren Erlaubersatz aufzuschreiben. Es kann auch sein, dass Sie plötzlich traurig werden, wenn Ihnen klar wird, dass Sie nach Regeln gelebt haben, die so für Sie schon lange nicht mehr stimmen. Lassen Sie diese Traurigkeit ganz zu und werden Sie sich bewusst, dass Sie ab jetzt anders leben dürfen und können.

e) Was will ich wirklich?
Oder: Wunder sind erlaubt

Zu diesem Thema, das ich persönlich als sehr zentral empfinde, möchte ich Ihnen mehrere Übungen anbieten.

Frei von Fremdeinflüssen die eigenen Lebensziele wahrzunehmen und zu leben, bedeutet für mich Meisterschaft.

Die Fragen: Was will ich wirklich? Was ist meine Lebensaufgabe? trauen sich viele Menschen gar nicht zu stellen.

Doch irgendwann kommt für manche Menschen ein Punkt im Leben, an dem sie sich doch fragen: Was mache ich hier eigentlich? Lebe ich oder werde ich gelebt?

Viele Menschen erleben diesen Moment, wenn sie schwer erkranken, wenn sie ihren Arbeitsplatz verlieren oder eine Beziehung scheitert.

Es scheint so zu sein, dass wir Menschen nur durch Krisen wachsen und zu Veränderungen und Metamorphosen bereit werden.

Schon Goethe lässt Arkas in »Iphigenie auf Tauris« sagen: *»Die Schmerzen sind's, die ich zu Hilfe rufe: Denn es sind Freunde, Gutes raten sie.«*

Je nachdem in welcher Situation man gerade steckt, welche Verpflichtungen und Verantwortungen man in seinem Leben eingegangen ist, ist diese Frage: »Was will ich wirklich?« sehr schwer zu beantworten, ja sie kann sogar grotesk anmuten.

Und trotzdem:

Ich bitte Sie, sich auf die nächsten Übungen einzulassen.

Ich befrage einen jüngeren Anteil von mir

Die meisten Kinder wissen genau, was sie wollen.

Nach Jahren der Erziehung haben viele Menschen den Glauben, dass sie das, was sie wollen, nicht bekommen können, und sie geben ihre Sehnsüchte auf.

Deswegen lassen Sie uns üben.

Ich erinnere mich noch genau an einen Urlaub mit Eltern in Bad Liebenzell. Ich war so ungefähr neun Jahre alt. In der Pension, in der wir wohnten, war auch eine andere Familie.

Sie hatten einen älteren Sohn und eine Tochter in meinem Alter. Das war für mich die Rettung in einem Urlaub, der nicht spannend zu werden schien.

Mit Claudia und ihrem Bruder verbrachte ich viele Stunden im Freibad.

Und abends zogen sich Claudia und ich regelmäßig auf einen Spielplatz mit einer Wippe zurück. Wir erzählten uns unser ganzes bisheriges Leben, versprachen Freunde für immer zu bleiben und verrieten einander unsere Zukunftsvisionen.

Versuchen Sie nun sich zurückzuversetzen in die Zeit, als Sie neun oder zehn Jahre alt waren.

- Wie war das damals?
- Welche Vorstellungen vom Leben hatten Sie?
- Wie fühlten Sie sich?
- Was wollten Sie später einmal werden?

Gestatten Sie sich jetzt, mit Ihrem jüngeren Anteil zu sprechen.

Fragen Sie ihn alles, was Sie wissen möchten.

Hören Sie genau zu, was Ihr jüngerer Anteil Ihnen sagen möchte.

Einige werden überrascht sein von dem, was Sie in dieser Übung erfahren haben.

Vielleicht konnten Sie in Ihrem bisherigen Leben schon einige Jugendträume verwirklichen, oder aber Ihr Leben verlief bis heute ganz anders, als Sie es sich im Alter von neun Jahren vorstellten.

Wie auch immer – die Wechseljahre sind eine Zeit, in der wir eine Bilanz unseres bisherigen Lebens ziehen können und uns fragen dürfen, wie wir weiterleben möchten.

Deshalb lade ich Sie nun zu der folgenden Übung ein.

Ein besonderes Wochenende Übung

Gestatten Sie sich ein besonderes Wochenende! Was Sie brauchen, sind ein Block und ein Stift.

Und Sie müssen sich frei machen. Das heißt keine Termine, kein Telefon, TV oder Computer und Handy.

Sie müssen Ihren Lieben erklären, dass Sie Zeit für sich brauchen.

Zumindest einen geschützten Raum.

Sollte es Ihr Geldbeutel zulassen, können Sie natürlich auch in ein schönes Mehrsternehotel fahren. Oder Sie schicken Ihre Lieben dorthin und bleiben allein zu Hause.

Wie auch immer – Sie finden eine Lösung.

Falls Sie zu Hause bleiben, kaufen Sie sich für das Wochenende etwas Schönes zum Essen ein. Vielleicht auch eine Essenz für die Badewanne und etwas Entspannungsmusik …

Nun …

Es ist so weit …

Sie haben es geschafft …

Sie haben sich einen Raum für sich geschaffen …

Vielleicht werden Sie sich erst einmal bewusst, wie lange es her ist, dass Sie sich eine Auszeit für sich selber gegönnt haben.

Und dann fragen Sie sich einmal, worauf Sie gerade Lust haben.

Vielleicht wollen Sie einen Spaziergang machen oder ein Bad nehmen oder eine Mahlzeit für sich bereiten mit Musik im Hintergrund. Wählen Sie.

Und genießen Sie.

Und dann suchen Sie sich einen bequemen Platz in Ihrem Zimmer und richten Ihren Block und Stift.

Und Sie schließen die Augen.

Und Sie spüren, wie Ihr Atem sich beruhigt: Sie atmen ein und aus – in Ihrem Rhythmus.

Und Sie spüren, wie Sie sich behaglich auf Ihrem Sitz einrichten.

Spüren Sie, wie alle Spannungen von Ihnen weichen und wie Sie sich an Ihrem Ort sicher und wohl fühlen.

Und dann schauen Sie einmal nach links

Und Sie entdecken eine Tür

Eine Tür, die Sie kennen

Lange ist es her, dass Sie diese Tür geöffnet haben

Und sie verspüren plötzlich eine Aufregung und Neugier

Und gehen hin und öffnen diese Tür

Und hinter der Tür ist eine Treppe

Die hinabführt in einen Keller

Und Sie sind neugierig

Und gehen langsam, doch sicheren Schrittes, die Stufen hinab

Und erreichen den Kellerraum.

Und dort angekommen, werden Sie erst mal ganz still

Es ist Ihnen ganz feierlich zumute

Es ist Ihnen ganz bewusst, dass dieser Kellerraum Ihr ureigener Raum ist

Hier ist alles gelagert, was Sie bis jetzt erlebt haben

Alles – fein säuberlich in Kisten

Und Sie bleiben erst mal stehen und lassen diesen Anblick ganz zu

Lauter Kisten – Ihr Leben – von Anbeginn an

Vielleicht setzen Sie sich erst mal einen Moment hin

Und atmen tief durch

Und genießen diesen Anblick und sagen: Ja, da ist mein Leben!

Und dann allmählich kommt wieder diese Neugier

Und Sie bekommen Lust, in die Kisten reinzuschauen

Was ist denn da eigentlich alles drin?

Und Sie beginnen, Kiste für Kiste zu öffnen

Unglaublich, was da alles drin ist!!!

Manches hatten Sie schon vergessen

Manches ist ganz nahe, wenn Sie es jetzt auspacken, es fallen Ihnen sofort Gedanken, Gerüche, Gefühle und Farben aus dieser Zeit des Ereignisses ein

Manches ist überwältigend

Vielleicht müssen Sie sogar weinen

Vielleicht bekommen Sie Wut

Alles darf sein!

Setzen Sie sich zwischendurch hin

Es ist anstrengend

Und auch spannend

Die eigenen Kisten auszupacken

Und dann gibt es Kisten, die fester verschnürt sind

Darin ist Ungelebtes

Darin sind Wünsche

Träume

Hoffnungen

Dummheiten

Kindergedanken

Sehnsüchte

Machen Sie auch die auf

Schauen Sie rein

Vielleicht erinnern Sie sich, wann Sie so was mal gedacht oder geträumt haben

Vielleicht sind Sie erstaunt, was Sie alles mal gedacht oder geträumt haben

Vielleicht setzen Sie sich noch mal hin

Und dann, wenn Sie alle Kisten aufgemacht haben –

Aber wirklich alle

Dann

Stellen Sie sich in Ihrem Raum aufrecht hin

Lassen Sie den Blick schweifen auf alle Ihre Kisten

Auf alles, was jetzt vor Ihnen liegt

Das Gelebte und das Ungelebte

Atmen Sie tief durch

Und dann sagen Sie laut und deutlich: Ja!

Vielleicht gelingt es Ihnen nicht gleich

Aber probieren Sie es

Laut und deutlich »Ja« zu sagen

Zu Ihren Kisten

Ihrem Leben

Und nun – nachdem alles so offen vor Ihnen liegt

Bekommen Sie das Verlangen – Ordnung zu schaffen

Sie packen Ihre Kisten neu

Da gibt es Kisteninhalte, die Sie nicht mehr brauchen

Alles, was Sie nicht mehr brauchen, schaffen Sie in Kisten und stellen diese auf die linke Seite des Raumes

Und da gibt es Kisteninhalte, von denen Sie nicht sicher sind, ob Sie sie noch brauchen

All das, was Ihnen unklar ist, ob Sie es noch brauchen, packen Sie in Kisten und stellen diese in die Mitte des Raumes

Und da gibt es Dinge, die noch nicht gelebt wurden

Einiges davon brauchen Sie nicht, das spüren Sie sofort und kann zu den Kisten auf der linken Seite des Raumes

Anderes erzeugt in Ihnen unklare Gefühle, vielleicht sogar Lust?

Egal – all das, was noch unklar ist und vielleicht doch noch gelebt werden will, packen Sie ganz unverbindlich in Kisten und stellen diese auf die rechte Seite des Raumes

Nachdem Sie jetzt eine neue Ordnung geschaffen haben, holen Sie sich Ihren Block und notieren auf einer Seite die Inhalte der Kisten, die jetzt auf der linken Seite stehen –

Also all das, was Sie nicht mehr brauchen

In den nächsten Tagen können Sie dann den Sperrmüll bestellen und diese Kiste rausstellen

Dann machen Sie sich eine Liste der Inhalte der Kisten, die in der Mitte stehen, also all das, was Sie noch nicht (sofort) entsorgen möchten

Und zuletzt schreiben Sie die Inhalte der Kisten auf, die jetzt rechts stehen, also all das Ungelebte

Überlegen Sie dann, ob Sie diese Kisten jetzt gleich mit nach oben in Ihre Wohnung mitnehmen wollen und an einen nur für Sie zugänglichen Ort stellen können

Falls es nicht zu viele und zu schwere Kisten sind, könnte das klappen

Falls Sie Bedenken haben, lassen Sie sie stehen in der Gewissheit, wann immer Sie wollen, ab jetzt in den Keller gehen und etwas oder alles aus diesen Kisten herausnehmen zu können

Schauen Sie sich noch ein letztes Mal um in Ihrem Raum, und dann steigen Sie die Kellertreppe wieder hinauf in Ihre Wohnung – den Block dürfen Sie nicht vergessen mitzunehmen

Jetzt machen Sie es sich gemütlich auf Ihrem Platz

Ruhen Sie sich aus

Sie haben viel geschafft

Vielleicht schauen Sie noch mal Ihre Listen durch

Und dann in den nächsten Tagen und Monaten

Wann immer Sie Lust verspüren, gehen Sie zu den Kisten mit dem Ungelebten, den Wünschen, den Sehnsüchten

Und holen Sie etwas heraus

Viel Spaß dabei!

Nach diesen beiden Übungen wissen Sie sicher schon viel mehr über Ihre verborgenen Wünsche und Träume, und dieses Wissen wird Auswirkungen haben auf Ihr weiteres Leben.

Doch lassen Sie uns jetzt noch einen Schritt weitergehen mit dem folgenden Experiment.

Wunder sind erlaubt

Ich treffe in meinem Beruf immer wieder Menschen, die plötzlich eine schwere Krankheit heimsucht und die vor der Tatsache stehen, nicht mehr lange leben zu können.

Die Reaktion auf solch eine Nachricht ist verschieden. Manche versuchen die Diagnose zu verdrängen und weiterzumachen wie bisher, andere verfallen in tiefe Depression, andere in wilden Aktionismus und suchen überall auf der Welt nach einem Wunderheiler.

Aber es gibt auch die Menschen, die durch solch eine Diagnose ganz klar die innere Erlaubnis spüren, jetzt alles machen zu dürfen in ihrem Leben, was sie vorher nicht durften. Sie müssen aber nicht erst krank werden, um die folgende Übung auszuprobieren:

Stellen Sie sich vor, über Nacht geschieht ein Wunder in Ihrem Leben, und ab jetzt ist alles möglich. Wie würden Sie Ihr Leben verbringen? Vielleicht haben Sie eine Freundin oder Freund oder Partner, erzählen Sie alles laut, wenn möglich, nehmen Sie es auf Kassette auf.

Lassen Sie alles aus sich heraussprudeln, was da kommt.

Beschreiben Sie Ihre Gefühle, Gedanken, Handlungen so genau wie möglich.

Versuchen Sie ab heute, sich jeden Tag ein paar Minuten auf das zu konzentrieren, was Sie wirklich wollen. Mit der Kraft der Absicht, mit der Kraft unserer Gedanken kann sich einiges in unserem Leben wandeln. Das heißt nicht, dass wir Gott gleich werden und alles Beliebige schaffen können. Aber wir haben sicher die Aufgabe, unsere Lebensziele zu formulieren und ihnen zu folgen.

Die Wechseljahre sind die Zeit, über Aufträge und Lebensziele nachzudenken und, wenn es nötig ist, einen neuen Kurs im Leben einzulegen. Trauen Sie sich!

f) Versöhnung

Ich glaube immer mehr, dass die Wechseljahre und die Jahre, die darauf folgen, der entscheidende Zeitraum für Versöhnung sind.

Im Fernsehen und in der Regenbogenpresse sehen wir die stets strahlenden erfolgreichen Menschen. Es gibt die Werbung, in der ein gutaussehender Mann stolz seinem Freund die Bilder zeigt: das ist mein Haus, mein Auto, meine Frau, meine Kinder …

Es gibt die Menschen, die behaupten, meine Kindheit war

wunderbar, meine Ehe, mein Beruf sind traumhaft und ich bin rundum glücklich.

Ich persönlich treffe häufiger Menschen, die, wenn sie erst mal »Ü 40« sind, Schönes, aber auch Schmerzliches erlebt haben. Und in den vielen Gesprächen, Arbeiten und Aufstellungen, die ich mit Menschen und auch selber für mich durchgeführt habe, zeigt sich immer wieder, dass es erlösend, zukunfts- und lebensöffnend wirkt, wenn wir uns dem Schmerz stellen und zur Versöhnung gelangen.

Wenn wir diesen Weg gehen, sind wir auch offen für den Schmerz anderer. Versöhnung steigert unsere Liebesfähigkeit zu uns und unseren Mitmenschen. So kann unsere Welt menschlicher und heiler werden. Die Themen, die uns die Wechseljahre anbieten, sind z. B. Aussöhnung mit dem eigenen Körper, mit den Eltern, mit dem eigenen Leben, mit Lebenspartnern.

Über die Aussöhnung mit dem eigenen Körper haben wir schon im Vorangegangenen gemeinsam nachgedacht.

Unser Körper speichert im Zellgewebe alle unsere persönlichen Erlebnisse wie auf einer Festplatte.

Die Lieblosigkeit und die Wut, die viele Frauen z. B. auf ihren Körper haben, hat eine lange Geschichte. Viele weibliche Generationen vorher wurden so erzogen, dass sie ihren Körper missachteten. Ebenso wurden Generationen von Männern dazu erzogen, die Signale ihres Körpers zu ignorieren.

Nicht selten haben wir auch körperliche Symptome von vorangegangenen Familienmitgliedern übernommen, wie man bei Körperaufstellungen sehen kann. Das geschieht natürlich nicht bewusst, sondern aus unbewussten Gründen der Loyalität zu diesen Mitgliedern. Solche Schmerzen kann man durch Aufstellungsarbeit befreien.

Es gehört Mut dazu, den eigenen Körper anzunehmen, sich mit ihm zu versöhnen, ganz gleich, wie viele Verletzungen und Narben er zeigt, ganz gleich, wie schwer er jetzt ist.

Zu dem Thema Versöhnung mit den Eltern und dem eigenen Leben möchte ich Ihnen die Geschichte von Frau K. erzählen.

Frau K., 47 Jahre alt, Gymnasiallehrerin, ist schon seit Langem meine Patientin. In den letzten Jahren kam sie immer öfter in die Naturheilsprechstunde, denn sie suchte Hilfe in ihrer zunehmenden Erschöpfung. Ihr Beruf machte ihr immer weniger Spaß, und sie schaffte es gerade so, sich von den einen Ferien zu den jeweils nächsten durchzuhangeln.

Frau K. ist Einzelkind aus einer geschiedenen Ehe. Sie wuchs bei der Mutter auf, den Vater hatte sie als Kind wenig gesehen, als Jugendliche und Erwachsene jedoch öfters besucht.

Die Mutter von Frau K. hatte unter der Scheidung sehr gelitten, und die Tochter wurde zu ihrem einzigen Lebenssinn. Die Schuld an der Scheidung gab die Mutter allein dem Vater.

Frau K. fühlte sich durch die Traurigkeit der Mutter sehr belastet. Ihre Hilfe war das Malen.

Sie begann viele Stunden damit zu verbringen, nahm Unterricht, gewann Preise und wollte Kunst studieren. Als sie sich tatsächlich schon erfolgreich an Kunsthochschulen beworben hatte, nahmen ihre Eltern nach vielen Jahren erstmals wieder Kontakt zueinander auf, solidarisierten sich und verbaten der Tochter, diesen Berufsweg zu wählen.

Die Eltern sahen im Kunststudium eine brotlose Kunst und rieten ihr zum Lehramtsstudium. Frau K. gehorchte. Sie absolvierte das Studium leidenschaftslos und fand nur noch wenig Kraft und Zeit zum Malen. Sie wohnte in einer anderen Stadt und besuchte beide Eltern kaum noch. Ihr gelang der Abschluss des Studiums, und sie fand auch schnell eine Anstellung.

Sie absolvierte ihren Schulalltag in den folgenden Jahren korrekt. Sie hatte aber zunehmend depressive Lebensmomente und begann mit Therapien. Von den Eltern hielt sie sich weiterhin fern. Dann erkrankte die Mutter an Demenz, und Frau K. fühlte sich als einzige Tochter verantwortlich, für sie zu sorgen. Durch die Demenz veränderte sich das Verhältnis von Mutter und Tochter. Die Mutter brauchte Hilfe und konnte die Hilfe der Tochter annehmen. Als die Mutter starb, fühlte sich Frau K. mit der Mutter ausgesöhnt.

Bald darauf lag auch der Vater im Sterben. Bei ihrem letzten

Besuch erzählte der Vater Frau K. seine Geschichte der Scheidung. Er erzählte der Tochter, dass er versucht habe, Mutter und Tochter nach der Trennung schon bald zu sich zurückzuholen. Aber dies sei daran gescheitert, dass die Mutter andere Liebesbeziehungen hatte.

Frau K. fühlte sich durch die Eröffnung dieser Wahrheit des Vaters komplett vor den Kopf gestoßen. Eine Welt brach zusammen. Sie hatte 40 Jahre lang ausschließlich mit der Geschichte der Mutter gelebt, irgendwie ahnend, dass es noch etwas anderes geben müsse.

Nach dem Tod der Eltern führten Frau K. und ich viele Gespräche. Es verging eine lange Zeit, in der sie sich Raum schaffte für ihre Enttäuschung und ihre Wut.

Sie fühlte sich missbraucht von ihren Eltern, als Spielball benutzt und gehindert an ihrem eigenen Leben. Mit dieser Wut fand sie Schritt für Schritt wieder zu ihrer Kraft zurück.

Sie kündigte ihre sichere Stelle am Gymnasium und fand eine neue Stelle an einer Privatschule. Hier hatte sie und hat bis heute die Möglichkeit, ihre Kreativität und ihre künstlerische Begabung einzusetzen. Sie hat Menschen gefunden, die genau das an ihr schätzen. Und sie hat in vielen schmerzhaften Stunden ihren Eltern vergeben. Sie hat verstanden, dass diese taten, was sie konnten.

Noch wichtiger vielleicht ist, dass sie sich selber vergeben hat. Sie hat sich vergeben, dass sie als Jugendliche nicht ihrem Weg gefolgt ist.

Heute arbeitet sie mit Jugendlichen, die genau an dieser Schwelle stehen und suchen, was ihre Aufgabe im Leben ist.

Ich bin sicher, dass sie ihnen viel zu sagen und zu geben hat.

Als Beispiel für die Versöhnung von Ehepartnern stelle ich Ihnen die Geschichte von Lisa und Berthold vor.

Lisa (55) und Berthold (58) stammen beide aus Polen. Sie sind seit 30 Jahren verheiratet.

Fallgeschichte

Kurz nach ihrer Hochzeit wurde Lisa schwanger mit dem ersten Kind. Aus wirtschaftlichen Gründen verließ Lisa Polen und ging nach Deutschland, wo sie weitläufige Verwandte hatte.

Berthold blieb in Polen auf dem landwirtschaftlichen Hof ihrer Eltern.

Lisa, die in Polen einige Semester Biologie studiert hatte, schlug sich in Deutschland als Schneiderin durch. Berthold arbeitete auf dem Hof in Polen und beendete sein Elektroingenieurstudium. Beide waren in ihrer Liebe und ihrem Glauben tief verbunden. Aber die Trennung des Paares währte drei Jahre.

Nach drei Jahren endlich kam Berthold nach Deutschland und fand eine Stelle in der Computerbranche. Das Paar bekam noch drei weitere Kinder. Lisa gab ihr Studium auf und war ganz für die Familie da.

Das Paar kam vor drei Jahren zu einem Aufstellungsseminar. Berthold sagte, dass er seit Jahren an einem Ohrgeräusch leide. Er arbeite viel, auch am Wochenende, das sei in der Computerbranche üblich. Er sei verantwortlich für die Sicherheit der Familie. Es gab eine Phase der Arbeitslosigkeit von drei Jahren, die ihm immer noch in den Knochen stecke. Das dürfe nie wieder passieren.

Lisa war in all den Jahren ganz im Haushalt und in der Erziehung der Kinder aufgegangen. Die Kinder waren jetzt groß, gingen eigene Wege, die ihr nicht wirklich gefielen. Sie hatte das Gefühl, dass alle es sich auf ihrem Rücken bequem machten. Immer wieder versuchte sie, die Kinder zur Mithilfe im Haushalt einzuteilen. Ihr größtes Problem war aber, dass sie eine wachsende Fremdheit in ihrer Ehe spürte.

Sie sagte: »Ich wünsche mir, dass mein Mann mich wieder ansieht. Er arbeitet viel. Er hat kaum Zeit für mich. Er redet nicht. Ich erfahre gar nichts von ihm. Das Körperliche klappt irgendwie noch, aber die Seele fehlt. Das Anschauen ist der Kontakt mit der Seele. Aber er schaut mich nicht mehr an. So können wir nicht miteinander alt werden.«

Im Verlauf der Aufstellung mit dem Paar wurde deutlich, dass die anfängliche Trennungszeit in ihrer Ehe völlig unbearbeitet zwischen ihnen lag. Nachdem beide den Mut hatten, auf diese

Zeit mit allem Unausgesprochenen zu schauen, konnte Berthold seiner Frau wieder in die Augen sehen. Die beiden beschlossen nach der Aufstellung eine neue Tischordnung:

Sie wollten nicht mehr nebeneinander sitzen, sondern sich gegenüber, und der Familientisch sollte rund sein, so dass jeder den anderen anschauen kann.

Versöhnung darf nicht zu früh erfolgen. Erst muss ich mir meiner negativen Gefühle bewusst werden. Dann muss ich meiner Wut und Empörung Luft und Raum geben. Dann kann Versöhnung gelingen.

Schwieriger als die Versöhnung mit anderen ist die Versöhnung mit sich, die Selbstvergebung.

Oft sind wir zu stolz oder haben hohe Erwartungen an uns.

Versöhnung   **Übung**

Überlegen Sie jetzt, ob es in Ihrem Leben Menschen oder Themen gibt, mit denen Sie sich aussöhnen wollen.
- Schreiben Sie alle einzeln auf jeweils eine Karte.
- Wenn Sie Widerstände empfinden zur Versöhnung, schreiben Sie diese auf.
- Spüren Sie nach, welche Gefühle bei Ihnen jetzt hochkommen.
- Überlegen Sie, mit welchem Menschen oder Thema Sie anfangen und wie Sie vorgehen wollen.
- Legen Sie die Karten mit den Themen oder Menschen, mit denen Sie sich jetzt noch nicht aussöhnen können, in eine kleine »Schatzkiste« und deponieren Sie diese an einem guten Platz.
- Schauen Sie ab jetzt immer wieder in diese Kiste und freuen Sie sich, wenn Sie diese Schritt für Schritt leeren können.
- Vielleicht haben Sie Lust, in einem Tagebuch zu notieren, was Aussöhnung mit Ihnen macht.

Versöhnung bedeutet Neuanfang und Loslassen der Vergangenheit.

g) Danken

Vielleicht fragen Sie sich, was wohl Danken mit Wechseljahren und Start in einen neuen Lebensabschnitt zu tun haben soll.

Nun, wir sind eine sehr undankbare Gesellschaft geworden. Wir wollen immer mehr und können nicht mehr dankbar sein für das, was wir haben. Und dabei werden wir immer unglücklicher.

Dankbarkeit lernen wir Menschen meistens nur aus einem drohenden Verlust heraus.

Sie kennen sicher das Phänomen, dass Sie sich in einen Finger schneiden und Schmerzen haben. Und seltsamerweise merken Sie dann erst, wozu Sie diesen Finger eigentlich alles brauchen, was Ihnen vorher nie aufgefallen war. Sobald dann die Wunde verheilt ist, sind Sie dankbar, dass wieder alles funktioniert wie vorher.

Dankbarkeit ist das Bewusstsein, dass unser Leben ein Geschenk ist.

Dankbarkeit ist ein spiritueller Weg.

Danken kann man üben.

Das Besondere am Üben des Dankens ist, dass Sie sofort positive Effekte verspüren. Wenn Sie heute beginnen, zu danken für das, was Sie alles haben, werden Sie sich schon am Abend besser fühlen. Probieren Sie es aus!

Oftmals fällt uns nicht sofort etwas ein, wofür wir danken können. Aber wir könnten auch ganz einfach mal dafür danken, dass wir in diesem Teil der Erde leben und nicht hungern müssen.

Ich schlage Ihnen die folgende Erforschung vor:

- Überlegen Sie, wann Sie zuletzt »Danke« gesagt haben.
- Fällt es Ihnen schwer, »Danke« zu sagen?
- Wofür könnten Sie heute danken?

h) Eine Zeitreise

In der heutigen Berufswelt müssen wir uns alle sehr spezialisieren. So manche persönlichen Interessen kommen dabei viele Jahre zu kurz.

Das Alter kann eine Zeit sein, sich diesen Interessen zu widmen. Das heißt, den Horizont zu erweitern. Natürlich setzt das voraus, dass man körperlich dazu in der Lage ist.

Es gilt also: »*Wer gut altern will, muss früh damit anfangen.*«

Deshalb möchte ich Ihnen am Ende des Kapitels »Start in eine neue Lebensphase« die Übung »Zeitreise« vorschlagen.

Es ist möglich, nicht abzuwarten, was das Alter mit uns macht, sondern vorzudenken und das Alter zu leben und zu erfinden. Es heißt nicht, dass man dadurch gefeit ist vor Schicksalsschlägen.

Ich verstehe dieses »Vordenken« als eine Art »Stoffsammlung« für die Aufgaben und die Gestaltung der Tage, die mir noch geschenkt werden.

Überprüfen Sie, wie es Ihnen mit diesen Gedanken geht.

Zeitreise | **Übung**

Nehmen Sie sich wieder bewusst Zeit für sich.
- Gehen Sie auf einen für Sie guten Platz mit Ihrem Notizblock und Stift.
- Entspannen Sie sich, achten Sie darauf, wie Sie sitzen, achten Sie auf Ihren Atem.
- Wenn Ruhe in Sie einkehrt, stellen Sie sich vor, wie Sie in einer Zeitmaschine 10–15 Jahre voranreisen.
- Beantworten Sie die folgenden Fragen möglichst spontan und beschreiben Sie so genau, wie es Ihnen möglich ist:
- Wo sind Sie mit der Zeitmaschine angekommen?
- Wie fühlen Sie sich?
- Wie sehen Sie aus?

- Wo wohnen Sie? In welchem Land, in welcher Stadt, in welcher Gegend?
- In einem Haus? In einer Wohnung? In einem Heim? Oder wo sonst?
- Mit wem wohnen Sie? Sind Sie allein? Gibt es andere Menschen?
- Welche? Familie?
- Oder sind es neue Menschen?
- Womit verbringen Sie Ihre Zeit?
- Lesen Sie?
- Gehen Sie spazieren?
- Musizieren Sie?
- Basteln Sie?
- Gehen Sie in ein Konzert?
- Machen Sie Sport? Welchen?
- Oder liegen Sie im Bett?
- Oder haben Sie eine Arbeit?
- Was arbeiten Sie?
- Verbringen Sie Ihre Zeit mit anderen Menschen?
- Wie steht es um Ihre Gesundheit?
- Haben Sie Gebrechen? Welche?
- Was tun Sie dagegen?
- Gibt es Hilfe in Ihrem Leben?
- Oder sind Sie topfit?
- Wie steht es um Ihre Finanzen?
- Können Sie reisen?
- Wohin?
- Haben Sie noch Träume?
- Welche?
- Beschäftigen Sie sich mit Spiritualität?
- Haben Sie Angst?
- Welche Angst?
- Angst vor dem Tod?
- Gibt es Antworten oder Hilfen?
- Was macht Ihnen am meisten Freude?
- Was erfüllt Sie?
- Sind Sie zufrieden?

- Haben Sie Kontakt zu jungen Menschen?
- Möchten Sie jungen Menschen etwas weitergeben von Ihrem Wissen?
- Wie machen Sie das?
- Wie steht es um die Liebe in ihrem Leben?
- Was bedeutet sie jetzt für Sie?
- Wenn Sie auf Ihr Leben zurückschauen, was erfüllt Sie mit Freude und Stolz?
- Was erfüllt Sie mit Wehmut?
- Was würden Sie heute anders machen?
- Was würden Sie unbedingt gleich machen?
- Welche Bedeutung haben heute Ihre Eltern für Sie?
- Welche Bedeutung haben Ihre Kinder für Sie?
- Sind Sie versöhnt mit sich, den Menschen und dem Leben?
- Oder gibt es noch was zu klären?

Jetzt verneigen Sie sich vor dem Menschen, der schon fortgeschritten ist, und kehren mit der Zeitmaschine wieder sicher zurück in unsere Zeit.
Atmen Sie tief durch und spüren Sie nach, wie es Ihnen geht.

a) Einleitende Gedanken

Die demografischen Daten zeigen uns, dass Altern ein Problem unserer Gesellschaft ist und zunehmend sein wird. Der Anteil der 60-Jährigen und Älteren an der Gesamtbevölkerung betrug 2003 bereits 24,7 % und wird bis 2010 auf 25,6 % geschätzt. Die Tendenz ist ständig steigend.

Aber bis jetzt fehlen uns nicht nur Antworten auf die Frage, wie wir wirtschaftlich mit einem »überalterten« Land umgehen können.

Wir leben in einer Gesellschaft, in der uns Medien, Arzneimittelfirmen und Ärzte Angst einimpfen vor dem Verfall im Alter. Ein gigantischer Gesundheitsmarkt verkauft uns alles, was wir brauchen, damit wir eines fernen Tages »gesund und fit in die Kiste steigen«. Der Jugendlichkeitswahn in unserer Gesellschaft wird immer ausgeprägter.

Gleichsam ist es so, als ob wir bis jetzt keinen Plan entwickeln können und keine Vorbilder haben für gutes Altern.

Ein Grund für diese Ideenlosigkeit könnte sein, dass uns Rituale so fremd geworden sind. Ein Ritual ist eine nach vorgegebenen Regeln ablaufende, feierlich festliche Handlung mit hohem Symbolgehalt und kann religiöser oder weltlicher Art sein.

Aldous Huxley sagt: »*Rituale sind das Tor, durch das die Seele aus der Zeit in die Ewigkeit schlüpft.*«

Rituale initiieren Phasenübergänge und vermitteln Trost und Beistand in diesen Zeiten. Es gibt zyklische Rituale, die dem tageszeitlichen, wöchentlichen, monatlichen oder jährlichen Kalender folgen wie z. B. das Weckritual, der Stundengesang der

Mönche, die Sonnenwendfeier. Weiter gibt es lebenszyklische Rituale wie z. B. die Initiation vom Kind zum Mann bei Beginn der Pubertät. Auch die christlichen Sakramente Taufe, Kommunion und Firmung haben initiierenden Charakter.

Uns hingegen ist es fremd geworden, die Übergangsphasen im Leben eines Menschen wahrzunehmen, zu würdigen und zu begleiten.

Fragt man Männer, was ihnen zum Thema »Wechseljahre« einfällt, erhält man zumeist folgende Aussagen:

»Also Wechseljahre – ich habe gehört, dass es so was auch bei Männern geben soll, aber ich habe davon noch nichts gemerkt. Hauptsache ist, man bleibt gesund und dass es noch mit dem Sex klappt!«

Frauen hingegen äußern auf diese Frage als Erstes ihre Angst vor dem Verlust an Schönheit und Attraktivität.

Dass es in anderen Kulturen ein wertschätzenderes Umgehen mit dem Alter gibt, können wir z. B. bei Christine Northrup lesen:

»In keltischen Kulturen wurde das junge Mädchen als Frucht und die ältere Frau als Same gesehen. Der Same vereint in sich das Wissen und das Potenzial aller anderen Teile der Pflanze.

In Indianerkulturen besaßen Frauen nach der Menopause große Macht und fällten die Entscheidungen des Stammes. Sie hatten keine Angst, allem, was nicht dem Leben diente, ein mächtiges Nein entgegenzusetzen. Außerdem initiierten sie die jüngeren Frauen und gaben dieses Wissen und diese Verantwortung an sie weiter.«

Ich begegne in meiner Praxis immer wieder Menschen, die ich durchaus als ein Vorbild zum Altwerden empfinde. Es gibt da Patientinnen, die im Alter begonnen haben zu malen oder zu studieren. Andere lernen eine neue Sprache und reisen in ferne Länder. Ich kenne Patientinnen, die sich in Altersheimen und Krankenhäusern ehrenamtlich betätigen.

Ich frage diese Menschen immer, wie sie es geschafft haben, so fit zu bleiben. Unvergesslich bleibt mir die Antwort einer 76-Jährigen, die alle sechs Wochen zu mir kommt. Sie wird immer von ihrem Mann begleitet. Sie ist eine zierliche, liebenswürdige Person, die klar äußern kann, was sie braucht. Sie bleibt höflich, auch wenn sie einmal längere Wartezeiten in Kauf nehmen muss.

Auf meine Frage antwortete sie mir: »*Ach wissen Sie, das ist ganz einfach. Schon seit meiner Jugend habe ich mir angewöhnt, morgens früh und zur gleichen Zeit aufzustehen.*

Dann mache ich meine Gymnastik und anschließend frühstücke ich mit meinem Mann. Unsere Essenszeiten sind regelmäßig. Abends essen wir um sechs Uhr, danach nichts mehr. Es wird das gekocht, was die Natur jahreszeitlich so bietet. Freitags gibt es Fisch. Zweimal in der Woche Fleisch, einmal eine Eierspeise. Ich esse immer kleine Portionen, weil mir das gut bekommt. Wenn mein Enkel zum Essen kommt – er ist jetzt schon groß und ich habe geholfen, ihn aufzuziehen –, sagt er oft: Oma, du verhungerst noch, wenn du so wenig isst. Da muss ich immer lachen.

An Alkohol oder Zigaretten habe ich nie Gefallen gefunden. Jeden Tag – auch bei schlechtem Wetter – gehe ich an die frische Luft. Einen Fernsehapparat haben wir noch nicht so lange. Ich benutze ihn aber nur, um Nachrichten zu sehen. Ich freue mich, wenn ich in meinem kleinen Garten arbeiten kann. Mein Mann dagegen liest lieber Bücher. Wir haben wenige, aber gute Freunde, die wir regelmäßig besuchen und auch einladen. Ich habe mein Leben immer als ein großes Geschenk verstanden.«

Nun, wie klingt das für Sie?

Manche sagen jetzt sicher: »Das ist ja ein langweiliges Leben! Vielen Dank!«

Mich hat beeindruckt, dass diese Frau sicher nichts von Anti-Aging-Medizin weiß, aber die wichtigsten Botschaften dieser Medizin lebt.

Und zwar von sich aus. Weil sie gespürt hat, dass es ihr guttut.

Es ist ja heute nicht so, dass die Themen Wechseljahre und

Alter totgeschwiegen werden. Das geht nun auch nicht mehr angesichts der demografischen Tatsachen. Aber der Tenor all dessen, was man so hört und sieht, ist doch, dass es um eine »Bewältigung« dieser Lebenszeit geht. Kaum jemand fragt, ob in dieser Lebensphase nicht auch eine große »Chance« liegen kann.

b) Die neuen Götzen

Der liebe Gott und der Glaube an ein Weiterleben nach dem Tod sind aus unserem Bewusstsein verschwunden.

Daher müssen die Menschen aus dem diesseitigen Leben so viel herausholen wie nur geht.

Neue »Götzen« sind entstanden, die heißen: Gesundheit, Schönheit und Sexualität.

Und dafür sind die Menschen bereit, viel zu opfern.

Lassen Sie uns diese »Götzen« im Folgenden gemeinsam anschauen.

Gesundheit – Unser höchstes Gut
Was ist denn Gesundheit?

Auf der Suche nach Definitionen habe ich folgende gefunden:

- »Gesundheit ist unser höchstes Gut.«
- »Gesund ist, wer nicht ausreichend untersucht wurde.«
- »Gesundheit ist die Abwesenheit von Krankheit und das Schweigen der Organe.«
- »Gesundheit ist ein zerbrechlicher Zustand.«
- »Gesundheit hat mit Einstellungen zu tun.«
- »Die ständige Sorge um die Gesundheit ist auch eine Krankheit.« (Platon)
- »Die Erforschung der Krankheiten hat so große Fortschritte gemacht, dass es immer schwerer wird, einen Menschen zu finden, der völlig gesund ist.« (Aldous Huxley)
- »Es gibt nicht nur Tausende von Krankheiten, sondern

auch Tausende von Gesundheiten.« (Carl Friedrich von Weiz-
säcker)

- »Gesundheit ist der Zustand völligen körperlichen, seelischen
  uns sozialen Wohlbefindens.« (WHO = Weltgesundheitsorga-
  nisation)

Bevor wir unsere Überlegungen fortsetzen, nehmen Sie sich
einen Moment Zeit und bedenken Sie für sich folgende Fragen:

- Wie definieren Sie Gesundheit?
- Wann, wo und wie fühlen Sie sich gesund?
- Was tun Sie für Ihre Gesundheit?
- Glauben Sie, dass Sie ganz gesund sind?

Wenn man den Text von Geburtstagskarten oder Festbriefen untersucht oder den Reden an Geburtstags-, aber auch Hochzeits-
festen lauscht, so ist der am häufigsten geäußerte Wunsch: die
gute Gesundheit. Es scheint tatsächlich so, als ob die Gesundheit
unser höchstes Gut sei. Neulich drückte eine Patientin das so
aus:»Wenn man auch viele Probleme hat, auch mit dem Geld,
egal, alles kann man lösen, wenn man gesund ist.« Dazu schreibt
Manfred Lütz in seinem Buch »Lebenslust«: »*Niemals ist in der
gesamten philosophischen Tradition des Abendlandes und des
Morgenlandes irgendjemand auf die absurde Idee verfallen, in
einem so zerbrechlichen Zustand wie der Gesundheit der
Güter höchstes zu sehen. Bei Immanuel Kant ist das höchste
Gut die Einheit von Heiligkeit und Glückseligkeit oder Gott.
Und entgegen dem Anschein vieler importierter östlicher Heils-
lehren: Die religiösen Genies jedweder Religion zeichneten
sich durch mancherlei, gewiss aber nicht durch Gesundheit
aus.*«

Mediziner definieren Gesundheit als Abwesenheit von Krankheit. Und daran kann man wirklich gleich anschließen: Gesund
ist, wer nicht ausreichend untersucht wurde.

Mit der Fülle an Untersuchungsmöglichkeiten, die es heute
gibt, im apparativen, aber auch psychologischen Bereich, halte
ich es für ausgeschlossen, einen Menschen auf der Welt zu fin-

den, der die Definition der WHO erfüllt. Zumindest, wenn man die genaue Sozialanamnese macht, wird man irgendeine schizophrene Oma finden, die eine mögliche Belastung für den Untersuchten darstellt, oder man findet im Gentest eine potenzielle Risikoerhöhung für irgendeine Krebserkrankung.

Nun, wer oder was ist denn jetzt wirklich gesund? Es ist offensichtlich nicht leicht, Gesundheit zu definieren!

Ich glaube, man darf Gesundheit nicht als einen theoretischen Begriff verstehen, dem niemand in der Realität ganz genügen kann. Wir bewegen uns eher in einem Kontinuum zwischen den beiden Begriffen »Gesundheit« und »Krankheit«. Mal sind wir dem einen näher, mal dem anderen. Es gibt Lebensweisen und Einstellungen, die helfen, dass wir uns mehr dem Pol »Gesundheit« nähern.

Dazu gehört sicher auch der angemessene Umgang mit den eigenen körperlichen und geistigen Fähigkeiten im jeweiligen Lebensalter. Es ist gesund und hilfreich, ein soziales Netz aufzubauen, das gerade in Krisensituationen unterstützen kann. Gesund ist schließlich ein Mensch, der auch in Zeiten der Beeinträchtigung ein Repertoire an Lösungsmöglichkeiten hat, um mit diesen klarzukommen.

Betrachten wir jetzt den »Schatten« der Gesundheit:

Vorsicht Krankheit

Was findet man an Erklärungen und Aussagen zum gefürchteten Thema Krankheit?

Hier eine Auswahl:

- »Krankheit gehört zum Leben.«
- »Krankheit wird durch die Medizin definiert.«
- »Krankheit ist bei uns im Westen oft die einzige akzeptable Meditationsform.« (Northrup)
- »Krankheit trägt den Keim des Todes in sich.«

Bevor wir weitergehen in unseren Überlegungen, möchte ich Sie auch hier erst wieder bitten, über die folgenden Fragen nachzudenken und aufzuschreiben, was Ihnen einfällt:

- Wie würden Sie Krankheit beschreiben?
- Wann fühlen Sie sich krank?
- Was tun Sie, wenn Sie sich krank fühlen?
- Was war Ihre bisher schwerste Erkrankung in Ihrem Leben?
- Was hat diese Erkrankung in Ihrem Leben bewirkt, welche Folgen hatte sie?

Kein Mensch kann leugnen, dass Krankheit zum Leben dazugehört. Krankheit kann man nicht idealisieren. Kein Mensch will krank sein. Gerade heute tun und schlucken wir alles, um so schnell wie möglich wieder gesund zu sein. Trotz allem haben viele von uns schon die Erfahrung gemacht, dass Krankheit eine Veränderung in ihr Leben bringt.

Ich kenne Patienten, die sagen: »Seit ich diese Erkrankung habe, denke ich viel mehr über mein Leben nach. Viele Dinge, die mir früher so wichtig erschienen, lasse ich heute beiseite. Und über manche Sorgen von früher kann ich heute nur lachen.«

Sehr schön kann man Veränderungen auch bei kleinen Kindern und Säuglingen beobachten. Wenn diese z. B. einen fieberhaften Infekt überstanden haben, sind sie in der Regel gereift. Man hat dann ein »anderes« Kind vor sich.

Einige Menschen erhalten durch eine Krankheit Zugang zu einer tiefen Spiritualität.

Es gibt viele Menschen, die trotz ihrer Erkrankung Großes geleistet haben. Die Liste an Heiligen, berühmten oder auch unbekannten Menschen, die trotz oder manchmal gerade wegen ihrer schweren Erkrankungen aufbrachen in ein dichtes, kreatives Leben, ist lange. Wer Krankheit nur als Defizit erlebt, verpasst eventuell eine Chance zu mehr Fülle und Tiefe im Leben.

Christine Northrup schreibt in ihrem Buch.

»Krankheit ist bei uns im Westen oft die einzige akzeptable Meditationsform.«

Damit will sie sagen, dass wir im Westen so wenig Ruhepausen, Raum für Besinnung, Meditation und Gebet in unserem Tagesablauf eingerichtet haben, dass uns von Zeit zu Zeit einfach eine Krankheit – wie z. B. eine Grippe – hilft, diesen Ruheraum für uns zu finden.

Für manche Menschen ist es so, dass sie durch die Botschaft einer Krankheit ihr Leben ändern. Erst dann fragen sie sich: Verfolge ich wirklich meine Lebensaufgabe, mein Ziel? Nutze ich meine Stärken und Fähigkeiten? Gibt es in meinem Leben ein Gleichgewicht zwischen Arbeit und Ruhe? Sie kommen durch die Krankheit dem Wesentlichen des Lebens näher.

Sooft ich diese Abfolge der Ereignisse auch bei meinen Patienten gesehen habe, so sehr möchte ich aber davor warnen, Krankheit zu psychologisieren.

Sie kennen das sicher auch: Sie gehen mit Schnupfen zur Arbeit. Da kommt der nächstbeste Arbeitskollege, sieht Sie und sagt: »O du hast Schnupfen. Du weißt ja sicher, was das heißt?

Das heißt, du hast die Nase voll! Nun, das ist ja auch kein Wunder bei deinem Leben!«

Susan Sonntag schreibt in ihrem Buch »Krankheit als Metapher«:

»Krankheit wird als im Grunde psychologisches Ereignis interpretiert, und die Menschen werden ermuntert zu glauben, dass sie krank werden, weil sie es (unbewusst) wünschen, und dass sie sich durch die Mobilisierung des Willens selbst heilen können; dass sie wählen können, an dieser Krankheit nicht zu sterben …

Psychologische Krankheitstheorien sind machtvolle Instrumente, um die Schande auf die Kranken abzuwälzen.

Patienten, die darüber belehrt werden, dass sie ihre Krankheit unwissentlich selbst verursacht haben, lässt man zugleich fühlen, dass sie sie verdient haben.«

Diese Art der Krankheitserklärung ist unmenschlich und stammt aus dem selbstverliebten und selbstübersteigerten Gefühl, alles machen zu können, Gesundheit und Krankheit. Also: Gott gleich zu sein.

Paul Tournier schreibt in dem Buch »Bibel und Medizin«:
»Jede Krankheit ist eine Lebenskrise. Jeder Kranke, der uns ru-

fen lässt, ist ein Mensch, der plötzlich seine Hinfälligkeit entdeckt hat.«

Jeder Mensch, der erkrankt, fragt sich, ob diese Erkrankung ihn ernsthaft bedroht oder ob sie wieder vorbeigehen wird. Das heißt, das gut verdrängte Todesbewusstsein meldet sich.

Und jeder Arzt, der am Krankenbett eines Schwerkranken steht, ist zum einen froh, wenn er etwas Konkretes tun kann, z. B. eine Infusion anlegen oder ein Medikament spritzen.

Aber wenn er ehrlich ist, fühlt er doch, dass es in diesem Moment um mehr geht, nämlich den Kampf zwischen den Kräften des Lebens und des Todes. Und hier kann ein Mensch – auch ein Arzt – wenig ausrichten.

Betrachten wir nun den nächsten Götzen – die Schönheit.

Schönheit – Was ist das?

Kluge Menschen aller Zeiten haben sich den Kopf zerbrochen, was Schönheit ist und was sie ausmacht.

Wenn auch Schönheit im Jenseits wenig zählen oder anders bewertet werden wird – wer weiß das schon –, im Hier und Jetzt ist Schönheit keineswegs banal.

Nun mal Hand aufs Herz – wer kennt das nicht: Sie sitzen beim Frisör oder im Wartezimmer eines Arztes und freuen sich, endlich einmal in Ruhe in den Klatschzeitschriften zu schauen, was die Promis und Könige gerade so machen und wie sie sich kleiden. Dann erhalten Sie noch die neuesten Trends und Tipps zum Thema Schönheit, Figur, Ernährung, Fitness und Mode.

Was ist nun eigentlich Schönheit? Folgende Aussagen habe ich gefunden:

- »Schönheit ist vergänglich.«
- »Schönheit ist soziale Macht.«
- »Wer schön sein will, muss leiden.«
- »Schönheit liegt im Auge des Betrachters.«
- »Wahre Schönheit kommt von innen.«
- »Frauen müssen schön sein – Männer interessant.«
- »Schöne Menschen haben es leichter im Leben.«

- »Schönheit ist ein unverdientes Privileg.«
- »Schönheit ist ein Geheimnis«.

Bitte ergänzen Sie diese Liste, was fällt Ihnen zu Schönheit ein?

- Wann, wie und wo fühlen Sie sich schön?
- Wann findet Sie Ihre Umgebung schön?
- Gibt es da Diskrepanzen?
- Woher stammt Ihr Schönheitsbild? Wer hat es geprägt?

Denken Sie nun an Ihren Partner/Ihre Partnerin, einen anderen lieben Menschen in Ihrer Umgebung:

- Was finden Sie an ihm oder ihr schön?
- Passt das, was Sie gefunden haben, zum gängigen Schönheitsbild?

Schön sein zu wollen ist ein legitimer Wunsch. Problematisch wird das nur, wenn das Streben nach einem bestimmten Ideal zu Schönheitswahn wird, zum persönlichen oder zum kollektiven Wahn einer selbstverliebten Gesellschaft.

Die Frage »Bin ich schön?« scheinen sich heute viel Menschen mit »Nein« zu beantworten. Anders ist der Boom der Schönheitsoperationen nicht zu verstehen.

Mittlerweile werden weltweit sehr viele Eingriffe zum Zweck der Schönheitsregulierung durchgeführt, und das, obwohl sie teuer sind.

Für manche Menschen besteht die Anti-Aging-Medizin nur aus Operationen und Faltenunterspritzung. Das ist aber eine verkürzte Sicht, denn dieser neue Medizinbereich beschäftigt sich z. B. ja auch mit Prävention (Vorbeugung) von Krankheiten und der Erforschung von gesunder Lebensweise.

Erst vor Kurzem sah ich eine 65-jährige Patientin nach einer Schönheitsoperation. Sie lebt die meiste Zeit des Jahres im warmen Süden und kommt einmal im Jahr zur Konsultation.

Diesmal kam sie ganz aufgelöst und sagte. »Ich habe einen großen Mist gemacht. Ich wollte einfach auch mal schön sein!

Obwohl mein Mann das nicht wollte, habe ich meine Brüste operieren lassen.

Die haben so gehangen, das hat mir nicht gefallen. Aber jetzt sind sie völlig vermurkst. Und ich habe Schmerzen. Und es war teuer. Er (der Chirurg) hat mir Silikon eingesetzt und gesagt, das sei nicht gefährlich. Ich hatte aber schon anderes gehört und Angst davor. Aber ich wollte doch nur schön sein! Und jetzt sehen meine Brüste nur noch beschissen aus!«

Ich war völlig fassungslos, als ich das hörte und vor allem, als ich das Resultat sah: hoch entzündete Brüste, bretthart, mit Narben und ohne Brustwarzen.

Mich machte es sehr traurig. Ich fragte mich, was ist passiert, dass diese Frau ihren Körper so gar nicht annehmen konnte, wie er geschaffen war. Und wohin hat sie das gebracht?

Natürlich kenne ich auch andere Fälle von Frauen, die sich Brustkorrekturen unterzogen haben und die mit dem Ergebnis der Operation sehr zufrieden waren. Manche wollen z. B. eine Brustverkleinerung bei sehr großen Brüsten, weil sie Rückenprobleme durch sie bekommen. Man sollte aber immer auch daran denken, dass jede Operation Narben hinterlässt und diese aus ganzheitlicher Sicht Störfelder sind, die Probleme nach sich ziehen können.

Auch die Kosmetikindustrie boomt. Nach dem Motto: »Schönheit ohne Skalpell.« Weltweit werden etliche Milliarden Euro für Produkte rund um die Körperpflege und Kosmetik ausgegeben. Auch Kinder und Jugendliche, die immer mehr beworben werden, geben viel Geld für Mode und Kosmetik aus. Bei den über 55-Jährigen stehen die Ausgaben für Produkte zur Gesundheitspflege an erster Stelle und die für Dienstleistungen im Bereich Körperpflege an vierter Stelle (vorher stehen Ausgaben für Haushaltsführung und Pauschalreisen).

Natürlich kann man heute vieles gegen Falten unternehmen. Aber es ist die Frage, was wirklich schöner ist: das geliftete und geschminkte Gesicht oder das ungeschminkte Gesicht eines reifen Menschen mit seinen Falten, die von seinem Leben erzählen.

Mein Frisör erzählte mir neulich, dass er immer mehr Frauen mit Liftings sozusagen unter seinen Händen habe. Und er sprach besonders von einer Frau, die zwar äußerlich perfekt gekleidet und mehrfach geliftet ist, die aber solch einen unzufriedenen Körper- und Gesichtsausdruck habe, dass sie eben doch nicht schön sei.

Ein faltiges Gesicht wie das der Mutter Teresa von Kalkutta strahlt dagegen Wärme und Herzlichkeit aus und ist eben dadurch schön.

»Mit achtzig ein Gesicht haben, in dem Augen leuchten und Falten Geschichten erzählen – so möchte ich sein«, sagt die Schriftstellerin Andrea Schwarz.

Unter den Schönheitsthemen steht wohl die Frage »Bin ich schlank genug?« an erster Stelle. Die allseits propagierten Idealmaße findet man jedoch bei den wenigsten Frauen.

Aber die Formel schön = schlank hat Auswirkungen. 56 % der 13 – 14-Jährigen wären gern dünner. Von den unter Zehnjährigen besitzen bereits 30 % Diäterfahrung. Essstörungen wie Bulimie und Magersucht nehmen immer mehr zu, auch bei Männern.

Die Fernsehserien sind voll von schönen, erfolgreichen, schlanken und jungen Menschen. In den Modemagazinen lachen uns die retuschierten Fotos von unterernährten Models an.

Bisher gibt es nur wenige Alternativen im Medienmarkt, obwohl sicher einige Menschen genervt sind von dieser Kunstwelt und sich mehr Natürlichkeit wünschen.

Was also machen nur die vielen Menschen, deren Gesicht nicht symmetrisch ist, die kleiner als 175 cm sind, deren Brustwarzen und Bauchnabel kein gleichseitiges Dreieck bilden, deren Beinlänge nicht halb so lang ist wie der ganze Körper und deren Kopflänge nicht ein Siebtel der gesamten Körperlänge beträgt? (Vielleicht kannten Sie ja bis jetzt diese ganzen Maßzahlen noch nicht und fangen gerade an sich auszumessen?)

Schönheitsideale schaffen also Leid. Das war schon immer so und ist aus vielen Kulturen bekannt.

Jahrhundertelang wurden in China die »Lotusfüße«, das sind besonders zierliche Füße, bewundert. Daher mussten bereits im Kindesalter die Füße der Mädchen mit Bandagen umwickelt werden. Unter den Bandagen faulten Zehen, Knochen brachen, und irgendwann kam es zur Gefühllosigkeit. Aber diese Krüppelfüße waren ein Zeichen für Reichtum, nur die Bauern hatten frei gewachsene Füße.

In Neuguinea finden die Menschen es schön, wenn die Haut gänzlich mit kleinen Narben überzogen ist.

In Afrika dehnen manche Menschen ihre Unterlippen mit Holzscheiben bis auf Tellerumfang.

Und heute lassen sich die jungen Menschen an allen möglichen und unmöglichen Stellen piercen oder tätowieren, obwohl es schmerzhaft und mit Gesundheitsrisiken verbunden ist.

Wer glaubt, nur Frauen würden sich um Schönheit und die damit verbundenen Prozeduren kümmern, irrt. Das Lied »Nimm mich jetzt, auch wenn ich stinke, denn sonst mach ich winke, winke« ist vielleicht lustig, aber nicht mehr aktuell. Bierbauch, Jogginghose und Gummilatschen sind out.

Ohne Sixpack – aber bitte am Bauch – läuft gar nichts mehr für Männer.

Schließlich leben wir ja im Zeitalter der »Metrosexualität«. Der metrosexuelle Mann lebt offen seine weibliche Seite aus: Er gibt viel Geld für Pflegeprodukte aus, rasiert sich die Brusthaare, wechselt seine Frisuren, achtet auf Finger- und Fußnägel, ist modisch auf dem neuesten Trend und geht auch gerne in die Kunstgalerie und nicht nur auf den Fußballplatz. Aber er ist auf keinen Fall schwul – er will Frauen.

Berühmtester Vertreter seiner Art ist der britische Topfußballer David Beckham.

Und der hat Zeichen gesetzt, meine Herren! Nach außen weltoffen, modern und schön anzusehen, im Innern ein richtiger Kerl!

Das wollen Frauen.

Wir können an diesem Beispiel auch gleich die nächsten beiden Punkte zum Thema Schönheit betrachten, nämlich: Schönheit ist dem Wandel unterworfen und Schönheit, Geld und soziale Position gehören irgendwie zusammen.

Schauen wir noch mal auf die Formel: Schön = Schlank.

Sie alle kennen die Rubens-Bilder: Frauen mit prallen Brüsten, weichem Fleisch, dickem Bauch, drallem Po und stämmigen Schenkeln. Das war das Schönheitsbild seiner Zeit und sprach für Reichtum.

Aber auch das Ideal der Hautfärbung unterlag einem Wandel: Wer im 19. Jahrhundert reich genug war, musste nicht auf dem Feld oder sonst wo draußen niedrige Arbeiten verrichten und demonstrierte das durch seine vornehme Blässe. Heutzutage lässt die lückenlose Bräune darauf schließen, dass derjenige oder diejenige Zeit und Geld für Strandurlaube hat.

Bei Operationen sollte man also bedenken, dass ein operierter Körper bald wieder aus der Mode kommen könnte.

Auf jeden Fall ist Schlanksein heute ein Statussymbol. Ein Chef traut einem schlanken Bewerber mehr Dynamik zu. Dicksein wird gleichgesetzt mit geringerer Leistungsbereitschaft, Trägheit und mangelnder Motivation. Dicksein galt einst als Symbol der Reichen. Jetzt ist es eher zum Symbol der Unterschicht geworden

Was also ist Schönheit?

Manfred Lütz fragt in seinem Buch Lebenslust: »*Wann ist der Mensch überhaupt schön?*

Kinder sind anfangs häufig hässlich, fast immer süß, aber selten schön. Jugendliche haben meistens Pickel. So ab 18 ist man dann, wenn überhaupt, schön – bis 23, denn da beginnt medizinisch bereits der Abbau überhandzunehmen. Was die Haut betrifft, lässt sich das Problem zusammenfassen unter dem Thema Falten: Ab 30 werden die Falten verhindert, ab 40 verdeckt, ab 50 übersehen, ab 60 bedauert und ab 70 missmutig ertragen. Im Alter zwischen 18 und 23 wäre im besten Fall von unbelasteter Schönheit auszugehen. Dummerweise ist das aber das Alter, in dem der Liebeskummer die Lebenslust erheblich beeinträchtigt. Die vergebliche Sehnsucht nach ewiger Schönheit wird multipliziert mit der Sehnsucht nach ewiger

Jugend und heraus kommt – eine sorgfältig geplante Frustration.«

Es scheint, als ob es eine letzte Antwort auf dieses Thema nicht gäbe. Schönheit bleibt im Letzten ein Geheimnis.

Wir alle kennen und leben danach, dass Schönheit im Auge des Betrachters liegt: Denken Sie an Ihren Partner oder Ihre Partnerin. Sicherlich kennen Sie das Phänomen, dass Sie nach einer gewissen Zeit alle Stellen seines oder ihres Körpers genau kennen. Und vielleicht lieben Sie besonders die kleine Narbe über dem rechten Augenlid oder den Leberfleck am linken Oberschenkel – oder … Das ist Vertrautheit. Und es kann sein, dass Sie etwas an dem anderen schön finden, was dieser an sich selber gar nicht mag.

Schönheit scheint damit zusammenzuhängen, wie ich meinen eigenen Körper annehmen kann und meine eigene Schönheit »trage«.

Wenn ich immer wieder vor dem Spiegel stehe und zu mir und meinem Körper sage: »Ich bin um die Hüften herum zu fett, die Brüste hängen, der Bauch ist zu dick, die Haare zu dünn«, werde ich mich nicht schön fühlen und auch nicht von außen als schön wahrgenommen werden.

Dieses Respektieren und Annehmen des eigenen Körpers fällt vielen (besonders Frauen) so schwer und ist doch eine Grundvoraussetzung für gelebte und wahrgenommene Schönheit.

Gerade neulich erklärte mir eine Patientin, die über das Internet einige Männer kennengelernt, aber immer noch nicht den Richtigen gefunden hatte, es sei für sie nur möglich, Sex im Dunkeln zu haben, denn sie schäme sich so für ihren eigenen Körper. Dabei ist sie eine sehr schlanke, braun gebrannte, sportliche Endfünfzigerin, die sich pflegt. Vielleicht findet sie den »Richtigen« erst, wenn sie ihren Körper ganz annehmen kann, so wie er ist.

Und es gibt das Phänomen, dass Frauen auch nach einer wunderbaren Liebesnacht fragen können: »*Schatz, findest du nicht, dass ich zu dick bin?*«

Vielleicht sollte man neue Regeln für Schönheit entwickeln:

Gerade im Alter sollte man sich von dem Diktat der gängigen Schönheitsbegriffe befreien.

- Richten Sie Ihre Aufmerksamkeit auf Ihre eigene Schönheit: auf Ihre guten Eigenschaften, Ihre Freundlichkeit, Ihre Gaben und Talente.
- Probieren Sie auch, die persönliche Schönheit bei anderen Menschen wahrzunehmen.
- Umgeben Sie sich mit schönen Dingen und Menschen, die Ihnen guttun.
- Finden Sie heraus, wer Sie sind, und tragen Sie alles voll Lebenslust: Ihren Körper, Ihre Falten, Ihre Mode und Ihren Charakter.
- Deswegen dürfen Sie trotzdem von der modernen Medizin all die Erkenntnisse für sich aufnehmen und anwenden, die für Sie persönlich hilfreich sind.
- Versuchen Sie achtsam zu sich selber zu sein, erkennen Sie Ihr eigenes Maß und vergessen Sie nicht den Dank für Ihr geschenktes Leben.
- Denken Sie daran, dass nicht nur Ihr Körper und Ihr Gesicht der Pflege bedürfen, sondern auch Ihre Seele.

Vielleicht gefallen Ihnen diese Regeln. Oder Sie entwickeln eigene.

Sie haben die Wahl.

Widmen wir uns nun der wichtigen Frage:

Sex –
Liebe –
Lust –
Oder was?

Der Mensch hat die Fähigkeit, sexuelle Lust zu erleben, und die Fähigkeit zur Reproduktion. Durch die Erfindung der Pille – und anderer Verhütungsmittel – wurde es dem Menschen möglich, Sexualität und Liebe zu trennen. Das war die Geburtsstunde der sexuellen Revolution.

Ab da wurde Sexualität vermarktet. Eine ganze Industrie entwickelte sich. Der sexuelle Akt wandelte sich zum persönlichen Leistungstest bis hin zum Leistungssport.

Die neue Formel lautet: möglichst früh im Leben mit Sex beginnen, damit man mitreden kann und nichts verpasst, mit möglichst vielen Partnern und möglichst häufig.

Zwar hat man in Amerika schon vor vielen Jahren herausgefunden, dass durch häufig wechselnden Geschlechtsverkehr die Gefahr an Gebärmutterhalskrebs zu erkranken steigt, so will man heute davon nichts mehr wissen und hat ja jetzt auch eine Impfung dagegen erfunden. Wir entwickeln uns schließlich weiter.

13-Jährige werden schwanger, bekommen Kinder oder treiben sie ab. Das gehört zu meinem persönlichen Berufsalltag. Mit 16 haben viele junge Mädchen schon »alles« erlebt. Wenn ich ihre Gesichter anschaue, frage ich mich manchmal, ob sie aber vielleicht noch nicht erlebt haben, wie schön es sein kann, verliebt, Hand in Hand die ganze Nacht durch eine Großstadt wie London zu laufen, mit einer Cola in der anderen Hand und immer wieder in den Sternenhimmel zu schauen. Nun, das war mein Erlebnis bei einem Sprachaustausch, und das hatte mehr Tiefe als so manch anderes danach.

Aber es sind nicht nur die Jungen im Sexsport, nein, auch die Erwachsenen aller Altersgruppen. Alles ist erlaubt. Der Fantasie sind keine Grenzen gesetzt. Wer keine hat, kann sich über die Medien informieren, was es alles gibt. Wir haben uns daran gewöhnt, dass Frauen gnadenlos als Sexualobjekt vermarktet werden. Halbnackte bis ganz nackte Frauen mit aufwendig erarbeiteten Körpern werben für alles: vom Duschgel bis zum Autoreifen. Sie können keine Zeitschrift mehr in die Hand nehmen oder das Fernsehen anschalten, ohne dass ihnen nackte Frauen begegnen.

Und wo bleibt unser Protest?

Ganz leise gibt es ein wenig Widerstand gegen die Pille. Es gibt Frauen, welche die Pille für eine Macho-Erfindung halten. Nicht selten kommen Frauen zur Verhütungsberatung mit der Frage, was es denn Neues gäbe. Sie schauen mich immer ganz vorwurfsvoll an, wenn ich dann sage: »Nichts, die Pille für den Mann ist noch nicht erfunden worden und wird auch nicht erfunden werden.«

Dann gibt es noch etwas Protest gegen die Kinderpornografie.

Aber dass Kinder zu jeder Tageszeit im Fernsehen oder im Internet spielend alles Mögliche sehen, was sie noch nicht verarbeiten können, scheint nicht zu stören.

Aber was ist das Ergebnis dieser sexuellen Revolution? Paarbeziehungen scheitern, denn sexuelle Untreue ist das beste Mittel, eine Beziehung zu ruinieren.

Die sexuelle Verbindung von Mann und Frau ist die intensivste Nähe, die zwei Menschen hier auf Erden haben können. Und diese Nähe braucht Schutz. Hier passieren die meisten Verletzungen, die Menschen sich gegenseitig zufügen können. Ich kenne so viele Frauen, die durch falsch verstandene und frei gelebte Sexualität wahre Beziehungsfracks geworden sind.

Wirklich lustvoll gelebte Sexualität – und das ist etwas anderes als Bettgymnastik – braucht den Schutz einer beständigen Partnerschaft, die um die Würde und Tiefe des Partners weiß.

Das klingt katholisch – ist es auch –, ist aber auch die Meinung heutiger Sexualwissenschaftler und Paartherapeuten wie z.B. Jürg Willi.

Interessant ist in diesem Zusammenhang, auch einmal darüber zu reflektieren, dass die Menschen sich auf alles Mögliche in ihrem Leben vorbereiten – nur nicht auf die Ehe.

40–50 % aller Menschen bekommen im Laufe ihres Lebens sexuelle Probleme.

Die Gründe können außer der skizzierten Sexüberflutung vielfältig sein, wie z.B. Störungen im Hormonhaushalt der Schilddrüse, der Geschlechtsdrüsen oder Nebennierenrinde, Medikamenteneinnahme wie z.B. Betablocker, Alkohol- oder Nikotinsucht, koronare Herzerkrankungen oder eine diabetische Stoffwechsellage.

Die Frage nach der Sexualität ist jedoch das größte Tabu-Thema in der Arztpraxis. Laut einer weltweiten Studie in 20 Ländern wurden nur 9 % von fast 30 000 Frauen und Männern in den letzten Jahren zu ihrer Sexualität befragt.

Sexualitätsstörungen können erfolgreich behandelt werden. Dabei ist die Therapie individuell durchzuführen. Es stehen u. a. hormonelle, pflanzliche und homöopathische Präparate zur Verfügung sowie die Gesprächstherapie.

Schauen wir uns nun die Sexualität des älter werdenden Paares an:

Paarbeziehung ist ein lebenslänglicher Anpassungsprozess. Damit es gemeinsam weitergehen kann, muss jeder ab und zu geben und kann nicht nur nehmen.

Sie kennen bestimmt die Aussagen: »In jedem Mann steckt ein Kind« oder »Die Frau hinterfragt, der Mann lebt«. Diese »Wahrheiten« gilt es gemeinsam zu leben.

Wichtig für eine gelingende Paarbeziehung sind dabei eine gute Kommunikationsfähigkeit und gegenseitige Achtung voreinander. Genauso wichtig ist der Austausch von Zärtlichkeiten.

Leider sieht die Wirklichkeit oft anders aus. Viele Paare können nicht mehr über ihre Probleme reden. Oftmals stehen schwelende Konflikte ohne Bearbeitung im Raum. Vielfach sind es auch die unbearbeiteten Themen aus der Vergangenheit und der Zärtlichkeitsmangel, die eine Beziehung zerstören. Über sexuelle Wünsche zu sprechen, gelingt nur 20 % der Männer. Nach der Pensionierung des einen oder beider Partner muss ein neues Gefühl für Nähe im Alltag gefunden werden.

Frauen in und nach den Wechseljahren fühlen sich durch die Gesellschaft abgewertet. Sie haben Angst vor Attraktivitätsverlust und erotischer Anziehungskraft. Männern gesteht die Gesellschaft sexuelle Lust bis ins Alter zu, Frauen dagegen werden im Alter zum Neutrum gemacht. Viele ältere Frauen fühlen sich aber eigentlich noch attraktiv. Sie pflegen sich, haben ihre Scham bezüglich ihres Körpers verloren und sind sexuell erfahren. Ein Teil der Frauen hat in der Wechselzeit und danach weniger Lust, ein anderer Teil jedoch mehr! Die einen gehen durch ihr Leben emotional und hormonell erschöpft in diese Phase, die anderen fühlen sich befreit durch den Verlust der Fruchtbarkeit.

Tatsache ist jedoch, dass eher die älteren Männer mit großen Veränderungen hinsichtlich ihrer Sexualität rechnen müssen, wie z. B. Erektionsstörungen. Fast jede zweite Frau legt als Reaktion auf die Potenzstörungen ihres Mannes dann ihre eigene Sexualität aufs Eis.

Etwa die Hälfte der Frauen hat Schmerzen beim Verkehr.

Bei Frauen steigt bis zum 35. Lebensjahr das sexuelle Interesse an und bleibt dann lange auf diesem Niveau. Laut Umfragen hat über ein Drittel der Frauen zwischen 60 und 80 Jahren Sex.

Vielleicht wären es sogar noch mehr, aber ältere Frauen leben häufig allein, da die Männer früher sterben oder sich jüngere Frauen aussuchen.

Grundsätzlich ist Sexualität im Alter möglich. Es gibt keine biologischen oder psychischen Gründe, die dagegen sprechen. Auch die berühmten »Schmetterlinge im Bauch« sind kein Privileg der Jugend.

Die Intensität des reinen körperlichen Verlangens nimmt zwar im Alter ab, nicht jedoch der Wunsch nach Sinnlichkeit, Zärtlichkeit und Intimität. Die Erregung läuft bei beiden Geschlechtern langsamer ab, das Vorspiel wird wichtiger, die Orgasmusfähigkeit ändert sich jedoch nicht.

Eine wirkliche Errungenschaft in dieser Lebensphase ist, wenn beim Paar Einigkeit darüber herrscht, dass es nicht mehr um die Jagd nach »länger, weiter und öfter« geht, sondern um die Intensität der Beziehung.

Tatsache ist aber auch, dass es keine Regeln für die Entwicklung der Sexualität gibt. Jeder Mann und jede Frau hat damit seine/ihre eigene Geschichte. Manche Menschen sind froh, wenn sie endlich mit der Sexualität abschließen können, andere entdecken erst im Alter eine schöne Sexualität.

Zum Abschluss ein Gedicht von Wolf Wondratschek aus dem Gedichtband »Lied von der Liebe«:

Sein ganzes Leben lang war er
Verrückt nach seiner Frau. Noch
Auf dem Sterbebett war er verrückt
Nach ihr. Und immer noch, wie jetzt,
wurde sie rot dabei. Und weil ihm
gefiel, was er sah, brachte er
mit dem letzten seiner Atemzüge
ihr Haar noch einmal so
durcheinander,
wie er das, sein ganzes Leben lang,
so gern mit den Händen getan hatte.

c) Wenn der Tod uns näher rückt ...

Das Alter kündigt den Tod an. Doch sosehr der Tod aus biologischer Sicht rational verständlich erscheint, steht er doch im Widerspruch zum tiefsten Instinkt des Menschen.

Vielleicht haben Sie noch Ihre Eltern, die jetzt zu den »Alten« gehören. Die Themen »Alter« und »Tod« kommen uns dadurch näher. Auch wenn wir persönlich noch nicht vom Alter betroffen sind, können wir uns jetzt schon viel besser vorstellen, was alt sein bedeutet, als wir es noch vor zehn Jahren konnten.

Besonders wenn dann ein Mensch aus unserer Verwandtschaft oder unserem Freundeskreis stirbt, sind wir betroffen und stellen uns Fragen.

Der Tod zwingt den Menschen, radikale Sinnfragen zu stellen:

- Woran glaube ich?
- Was ist der Sinn meines Lebens?
- Was suche ich?
- Markiert der Tod das definitive Ende des Lebens, oder gibt es etwas, das darüber hinausreicht?
- Die Frage nach Gott.

Wo finden wir tragfähige Antworten auf diese Fragen?

Schaut man sich heute in der westlichen Welt um, so hat man den Eindruck, in einem spirituellen Supermarkt zu leben.

Da gibt es die großen Weltreligionen, den Atheismus, die Esoterik und unzählige persönliche Religionen, die sich die Menschen selber zusammenmischen.

Nach einer Umfrage glauben die Menschen unter 30 Jahren noch zur Hälfte an ein Leben nach dem Tod, die über 60-Jährigen nur noch zu einem Drittel.

Pater Buob schreibt zu Beginn seines Buches »Was erwartet uns am anderen Ufer?«:

»Wenn die Psychologen heute herausgefunden haben, dass die Krankheit unserer Zeit die Sinnlosigkeit ist, so kann man dies in einem Zusammenhang mit dem Ergebnis der Umfrage bringen. Wer glaubt, dass seine Existenz mit dem Sterben endet, liefert sein Leben der Sinnlosigkeit aus: er weiß nicht, warum er da ist, woher er kommt, wohin er gehen wird, wozu er am Ende gelebt hat.«

Allein der Begriff »Gott« ist für viele Menschen heute so schwierig und beladen, dass händeringend nach anderen Begriffen gesucht wird.

Für viele Christen endet ihre Gottesbeziehung mit der Konfirmation oder Firmung. Nur zur Hochzeit oder dem Begräbnis bedient man sich noch mal der Institution Kirche.

Ich bin überzeugt, dass alle Weltreligionen dem Menschen Wahrheiten vermitteln. Der Dialog zwischen den Religionen ist wichtig. Nur verstehe ich nicht, warum die Menschen – wenn sie suchen – möglichst weit entfernt suchen. Unsere Herkunft ist das Christentum. Und da gibt es viel zu entdecken. Aber alles, was es zu entdecken gibt, erschließt sich nicht von heute auf morgen und nicht ohne eigene Entscheidung.

Unser heutiges Verhältnis zum Tod ist schizophren. Während wir uns auf der einen Seite in TV- und Kinofilmen sowie Internetspielen Massen von Toten und Morden brutalster Art anschauen, wird der wirkliche individuelle Tod des Menschen nicht thematisiert.

Während im 19. Jahrhundert die Menschen meistens zu Hause starben, findet der Tod seit der Mitte des 20. Jahrhunderts vorwiegend im Krankenhaus oder im Heim statt. Die Entwicklung der Schulmedizin hat auf der einen Seite zu deutlicher Lebensverlängerung des menschlichen Daseins geführt, aber auf der anderen Seite dem Sterbevorgang zunehmend seine Würde entzogen.

Viele Ärzte tun sich schwer, ihren Patienten die Wahrheit über ihren Krankheitszustand zu sagen, oft unter dem Vorwand, sie schonen zu wollen. Dabei schonen sie sich selber, denn die meisten Patienten wissen, dass sie sterben werden.

Ich persönlich wurde schon relativ früh mit dem Thema Tod konfrontiert. Zum einen durch ein Praktikum auf der Intensivstation eines kleinen Krankenhauses.

Dort durfte ich Herrn H. »mitbetreuen«. Ehrlich gesagt weiß ich nicht mehr seine Diagnose – in diesen Dimensionen dachte ich damals aber auch nicht. Er war ein liebenswürdiger alter Mann. Von Zeit zu Zeit bekam er Sauerstoff über eine Maske und er hatte eine Magensonde zur Ernährung und Infusionen. Eines Tages äußerte er den Wunsch, rasiert zu werden. Und mir fiel diese Aufgabe zu, neben dem Waschen seines Gesichtes und dem Kämmen der Haare. Nun, das war das erste Mal, dass ich einen Mann rasierte. Mit einer Schwester zusammen wechselten wir dann noch sein Nachthemd, und danach lag er mit zufriedenem, aufgeräumten Gesicht im Bett. Einige Stunden später kam seine Frau, eine etwas gebeugt gehende alte Frau, zu Besuch. Die beiden tauschten einige wenige Worte aus und schauten sich dann wortlos an. Ich weiß noch bis heute genau, wie mich dieses alte Paar in seiner Liebe und fast wortlosen Vertrautheit tief berührte.

Als die Frau gegangen war, schlief Herr H. ein. Doch nach kurzer Zeit wurde er unruhig. Ich setzte mich neben ihn, nahm seine Hand. Er wurde wieder ruhig, dann versuchte er seinen Oberkörper aufzurichten, öffnete seine Augen ganz weit, als ob er etwas Besonderes anschaue, sank zurück in sein Bett und war tot.

Ich weiß nicht, wie lange ich einfach nur in sein friedliches Gesicht schaute und selber ganz still wurde. Er war der erste Mensch, den ich sterben sah. Und er hatte gewusst, dass er bald sterben werde, und sich vorher verabschiedet – das spürte ich so. Mit einer Schwester zusammen wusch ich ihn, und das war ganz natürlich.

Wenige Tage später starb auf der Station ein anderer Mann. Dieser war in seiner Grundstimmung immer sehr gereizt und aggressiv. Er hatte nie Besuch von Verwandten oder Freunden. Auch bei seinem Sterben war ich dabei. Aber dieses Sterben war ein großer Kampf.

Damals begann ich zu verstehen, dass jeder Mensch wohl seinen eigenen Tod hat und ahnt, dass er irgendwie mit der persönlichen Lebensgeschichte zusammenhängen müsse.

In meiner Facharztausbildung durfte ich dann viele Geburten leiten, und ich konnte beobachten, dass es sich hier auch so verhält: Jede Geburt ist individuell.

Die Menschen sprechen wenig über ihre persönliche Angst vor dem Tod. Sie versuchen, diese Angst zu verdrängen. Mit wem sollten sie auch darüber sprechen?

Für uns moderne, aufgeklärte Menschen ist die Frage, was nach dem Tod kommt, schwierig.

Wir wissen es nicht. Wir können nur glauben – wenn wir glauben können. Ein ganz entscheidender Unterschied zu Vorstellungen in anderen Religionen ist, dass Christen glauben, dass sie auch im Himmel ihre Identität nicht verlieren. Viele christliche Theologen und Priester haben jedoch Hölle, Sünde, Fegfeuer und Gericht aus ihrer Verkündigung gestrichen.

Es gibt die interessante Untersuchung des Psychiaters Dr. Raymond A. Moody, dem es gelungen ist, 150 Menschen zu interviewen, die klinisch tot gewesen waren, dann aber doch weitergelebt hatten und von ihrer Erfahrung mit einem Lichtwesen berichteten. Letztes Jahr lernte ich in einem Vortrag die kolumbianische Zahnärztin Dr. Gloria Polo kennen. Sie wurde 1995 vom Blitz getroffen und war vier Tage klinisch tot. Viele Organe ihres Körpers wurden durch den Blitz verbrannt. Sie gab ein eindrückliches Zeugnis von dem ab, was sie erlebt hat. Ein Teil des Berichtes gleicht den geschilderten Beiträgen von Dr. Moodys Befragten. Der Unterschied ist jedoch: Frau Polo spricht auch von der Hölle. Für mich war der Vortrag sehr beeindruckend. Nach ihrer Wiederkehr ins Leben wuchsen Teile ihres verbrannten Körpers nach, und sie wurde sogar noch einmal schwanger.

Auf die Frage »Was kommt nach dem Tod?« gibt es außerhalb der christlichen Lehre andere Antworten. Mein Anliegen in diesem Kapitel ist, dass Sie sich Gedanken machen zu dem Thema, damit es Ihnen nicht so ergeht wie dem König in der folgenden Geschichte:

Der größte Narr
Ein König gab eines Tages seinem Hofnarren einen Stab. »Sieh her«, sagte er, »das ist der Stab der Dummheit. Er gebührt dir. Wenn du aber meinst, es gäbe jemanden, der noch dümmer ist als du, gib ihm diesen Stab. Denn dann brauchst du nicht mehr als der Dümmste in meinem Reich zu gelten.« Der Hofnarr nahm den Stab und machte sich auf den Weg. Lange Jahre suchte er. Aber er fand niemanden, der ein noch größerer Narr gewesen wäre als er selbst.

Überraschend wurde der König sehr krank, und es hieß, dass er bald sterben müsse. Da ließ er seinen Hofnarren zu sich rufen und seufzte: »Ich gehe jetzt bald in ein fernes Land und kehre nie mehr zurück.« Erstaunt fragte der Narr: »Hast du denn gewusst, dass du eines Tages in dieses ferne Land auswandern musst?« – »Ja, das habe ich gewusst«, erwiderte der König. – »So hast du dich sicherlich gut vorbereitet und Vorsorge getroffen, dass du in diesem neuen Land eine gute Aufnahme findest und es dir dort gut geht?«, forschte der Hofnarr weiter. Da schüttelte der König traurig seinen Kopf. »Was, das hast du nicht?«, sagte der Narr. Und er griff in seinen Mantel, holte den Stab der Dummheit hervor und sprach zum König: »Da, nimm diesen Stab. Er gebührt dir. Du bist ohne Zweifel ein noch größerer Narr als ich.«

d) Wie Altwerden gelingt –
Alter als Ressource

Wir leben in einer Gesellschaft, die folgende Glaubenssätze hat: »Ich bin, was ich leiste. Ich muss mir alles selbst verdienen: Anerkennung, Geld, Existenzrecht, Dankbarkeit und Liebe.«

Die Folge ist, dass ein Mensch, der nichts oder weniger leistet, also ein alter Mensch, »nichts« ist.

Diese Glaubenssätze sind aus der Gottferne einer Gesellschaft entstanden. Für Gott brauchen wir unser Existenzrecht nicht zu verdienen. Die Bibel spricht nicht von Leistung, sondern von Fruchtbarkeit.

Wir sind ausgesandt, Frucht zu bringen, Frucht, die bleibt. Die Leistungsfähigkeit nimmt ab im Alter, nicht dagegen die Fruchtbarkeit. Fruchtbarkeit ist eben mehr als Effizienz. Jeder Mensch hat das tiefe Bedürfnis nach zweckfreiem Bejahtsein und den Wunsch, mehr zu sein als das, was er leisten kann.

Zu unseren Glaubenssätzen gehört auch der Fortschrittsglaube.

Ich kenne einige Menschen in Betrieben, die dort jahrelang gute Arbeit geleistet haben. Plötzlich bekommen sie einen neuen blutjungen Manager vor die Nase gesetzt, frisch von der Uni und mit kurzem Amerikaaufenthalt. In der Biografie erzählt dieser dann einer ganzen Belegschaft, wie die Arbeit ab jetzt zu laufen hat.

Oder Sekretärinnen, die neue Computerprogramme vorgesetzt bekommen und von jungen Mitarbeitern verlacht werden, weil sie sich nicht schnell genug einarbeiten können in die neue Materie.

Die Entwicklung in Technik, Medizin und Industrie ist rasend schnell. Die Alten kommen da nicht mehr mit. Und deswegen glauben die Jungen, sie nicht mehr zu brauchen.

Doch viele der Neuerungen bedeuten nicht wirklich Fortschritt, sondern schaffen oft neue Probleme oder funktionieren nur in der Theorie.

Mit dem Alter verblasst jedoch das Blendwerk schöner Theorien.

Was im Alter bleibt, was die große Ressource der Alten ist, ist ihre erlebte Wirklichkeit, ihre Erfahrung.

Was alles wichtig ist im Leben, das kann man nicht nachlesen. Man muss es erleben!

Sie können z. B. viele schlaue Bücher über die Liebe lesen, verstehen werden sie die Liebe aber dadurch nicht. Sie müssen sie leben und erlangen dadurch eine gewisse Ahnung, zum Teil auch kalkulierbare Sicherheit von dem, was Liebe ist.

Das ist der Schatz, den die Alten haben: Erfahrung.

In manchen Unternehmen beginnt man allmählich zu begreifen, dass es wichtig ist, neben der ständigen Aktualisierung und Weiterentwicklung eben auch auf die Erfahrung der älteren Mitarbeiter zu setzen.

Ich möchte Ihnen ein paar Gedanken des verstorbenen Johannes Paul II. aus seinem Brief an die alten Menschen von 1999 vorstellen:

»(…) *Menschen im vorgerückten Alter helfen uns, mit mehr Weisheit auf die irdischen Angelegenheiten zu schauen, weil sie durch die Wechselfälle des Lebens erfahren und reif geworden sind.*

Sie sind Hüter des kollektiven Gedächtnisses und daher bevorzugte Interpreten jener Gesamtheit von gemeinsamen Idealen und Werten, die das Zusammenleben in der Gesellschaft tragen und leiten.

Wollte man die alten Menschen ausschließen, würde der Anschein erweckt, als sollte im Namen einer gedächtnislosen Modernität die Vergangenheit, in die sich die Wurzeln der Gegenwart einsenken, abgelehnt werden.

Dank ihrer reifen Erfahrung sind die Senioren dazu imstande, den Jungen wertvolle Ratschläge und Lehren zu erteilen.

Die Seiten menschlicher Gebrechlichkeit, die am sichtbarsten mit dem Alter zusammenhängen, werden in diesem Licht zu einem Hinweis auf die gegenseitige Abhängigkeit und notwendige Solidarität, die die Generationen miteinander verbinden. Denn jeder Mensch braucht den anderen und wird durch die Gaben und Charismen aller bereichert.«

Alter und Beziehung

Das Schöne am Alter, am Ruhestand ist, dass alte Menschen voller Lebenserfahrung, oftmals auch milder und humorvoller geworden sind und mehr Zeit für persönliche Beziehungen haben. Unsere Gesellschaft ist zwar reich an technischen Fortschritten, aber arm an Beziehungen.

Die Alten spielen keine Rolle mehr in unserer Gesellschaft. Das ist nicht nur schlimm für sie, sondern auch für die Jungen. Denn ihnen fehlt der wertvolle Austausch mit den Alten.

Viele junge Menschen haben Vorurteile gegenüber dem Alter. Sie meinen, sie seien altmodisch und uninteressant. Dabei haben alte Menschen mehr Abstand zu den Lebensthemen und stehen nicht so unter Druck wie z.B. die Eltern. Oft können sie zugeben, dass sie sich in jungen Jahren ähnliche Fragen gestellt haben wie die Jungen jetzt. Großeltern können ihre Enkelkinder oft besser verstehen als die Eltern und ihnen Liebe geben.

Ich erinnere mich z.B. an den Kontakt meines Sohnes zu meiner Mutter. Die beiden verstanden sich bis zu ihrem Tod so gut miteinander, scherzten und hatten eine gegenseitige Herzlichkeit, die ich selber nie von ihr oder für sie so empfunden hatte. Wenn sie zu ihm sagte: »Du bist mein Schatzemann!«, dann schwang da alles an Liebe mit, was ich ihr nie zugetraut hatte. Das machte mich aber nicht eifersüchtig, im Gegenteil, es erleichterte mir den Umgang mit ihr in den letzten Jahren. Und meinem Sohn tat es sichtlich gut.

Manfred Lütz stellt in seinem Buch ein Projekt der christlichen Gemeinschaft San Egidio in Rom vor. Sie unternehmen Urlaubsfahrten mit Jugendlichen unter 18 und Alten über 65.

Er beschreibt diese Fahrten als großen Erfolg, da beide Altersgruppen sich anscheinend viel zu geben haben. Er sagt: »... Denn Menschen aus diesen beiden Altersklassen verstehen sich untereinander offenbar besser als jeweils mit der Generation, die zwischen ihnen liegt. Junge Menschen stellen auf dem Weg ins Leben ganz grundsätzliche Fragen, die oft von ihren berufs- und karriereorientierten Eltern nicht beantwortet werden können, und alte Menschen haben aus ihren eigenen berufs- und karriereorientierten Jahren das Wesentliche herausdestilliert, für das es sich zu leben wirklich lohnt.«

Tournier schildert eine Geschichte eines alten Mannes, der vollkommen zurückgezogen lebte und von anderen »Herr Einsamkeit« genannt wurde.

An Weihnachten hatte ein Pfarrer dann die Idee, drei ganz junge Mädchen mit einem Geschenk zu ihm zu schicken. »Herr Einsamkeit« freute sich so über den Besuch, dass er den Mädchen Geschichten aus seinem Leben erzählte. Und er konnte spannende Geschichten erzählen, denn er hatte Napoleon noch selber erlebt.

Wenn junge Menschen auf alte zugehen, kann etwas geschehen, das keine staatliche soziale Fürsorge bewirken kann: es ist die Personwerdung des alten Menschen.

Diese Personwerdung eines Menschen ist auch in der folgenden Geschichte von Rilke beschrieben. Rilke ging, wenn er in Paris war, mittags mit einer Freundin spazieren. Sie kamen stets an einer Bettlerin vorbei, die stumm und unbeteiligt auf ihrem Platz saß. Sie sah nie einen Geldgeber an. Während die Freundin der Bettlerin immer etwas Geld gab, tat Rilke das nicht. Eines Tages brachte er jedoch eine kaum erblühte weiße Rose und legte sie in die Hand der alten Frau. Die Bettlerin sah zu ihm empor, küsste seine Hand, erhob sich und verschwand mit der Rose.

Erst eine Woche später war sie wieder auf ihrem gewohnten Platz. Die Freundin fragte Rilke verwundert, wovon die Bettlerin denn all die Tage gelebt habe, und er antwortete: »Von der Rose.«

Die große Zeit der Muße
Wann ist man eigentlich alt?

Altersforscher sagen, dass das Altern ein Prozess ohne feste zeitliche Bestimmung sei.

Gemeinhin gilt man als alt, wenn man nicht mehr arbeitet und in Rente geht. Viele von uns kennen aber auch dieses subjektive Gefühl: »Oh, jetzt bin – oder – werde ich alt!«, das auftauchen kann, wenn man die erste Lesebrille braucht, Schmerzen beim Joggen auftreten, man nach einer fröhlichen Partynacht am folgenden Morgen nur noch zerschlagen und kleinlaut den Tag beginnen kann, wenn Probleme auftauchen wie Stellenverlust oder Krankheit oder ein Kind den Haushalt verlässt. Und im Leben der meisten Menschen tauchen irgendwann mal die Fragen auf: »War es das jetzt? Wofür mache ich das Ganze?« Auch diese Lebensbilanz-Fragen können Hinweis für das Altern sein.

Auf jeden Fall rückt das Altern das Gefühl für »Zeit« neu in den Fokus des Bewusstseins. Während man im Berufsleben und in der Familienphase Zeit als fremdbestimmt erlebt, taucht mit Beginn der Rentenphase das Phänomen auf, dass es plötzlich viel unstrukturierte Zeit gibt vor dem Hintergrund der Tatsache, dass die restliche Lebenszeit begrenzt ist.

Was tun mit dieser freien Zeit?

Tatsache ist, dass der moderne Mensch durch die zunehmende Technisierung der Welt einen Zuwachs an Freizeit hat. Aber wir alle kennen den Satz: »Zuerst die Arbeit, dann das Vergnügen.«

Wir sind gedrillt auf Arbeit, und die Kunst des Müßiggangs ist uns fremd.

Gerade die Zeit des Wechsels scheint die richtige zu sein, um zu fragen: »Wie will ich meine freie Zeit verbringen, wenn ich nicht mehr arbeiten muss?«

In dieser Zeit geht es darum, etwas der Berufsspezialisierung entgegenzusetzen und die persönlichen Horizonte zu erweitern.

Hier werden die Weichen dafür gestellt, dass Altern gut gelingen kann. Wer gut altern will, muss früh anfangen.

Tournier organisiert daher Seminare in größeren Unternehmen wie Banken, Industriebetrieben und öffentlichen Diensten. Er arbeitet mit den Angestellten, die in diesen Betrieben in absehbarer Zeit in Ruhestand gehen werden, an dieser Frage.

Sich der Kultur zu öffnen, sei es durch das Hören von Konzerten, das Besuchen von Ausstellungen und Theaterveranstaltungen oder das aktive Tun vom Malen zum Musizieren oder Töpfern und vieles andere mehr, kann das Leben tief gehend bereichern.

Ich kenne einige Mittvierziger, die ein Theater-Abonnement

haben, das für sie meist ein weiterer Stressfaktor in ihrem gefüllten Leben darstellt. So nach dem Motto: »Auch noch Kultur am Abend! Aber man muss ja was tun!«

Alte Menschen haben die Möglichkeit, Kultur einfach zu genießen. Sie brauchen sich keinen Leistungszwängen mehr zu unterwerfen. Sie dürfen einfach Lust an Kultur haben. Das kann sie auch lustig und lebensfroh machen. Und lustige Menschen braucht unsere Gesellschaft mehr denn je.

Für viele kann die Beschäftigung mit Kultur auch eine Beschäftigung mit ihren Sinn- und Lebensfragen sein und eine große Hilfe, besonders auch für alte Menschen, die keinen unmittelbaren Zugang zu Religion haben.

Aber es gibt auch die Senioren, die sich ausgiebig mit anderen Freizeitaktivitäten beschäftigen. Nicht wenige üben Geselligkeit in Tanzkreisen.

Eine Patientin berichtete mir von ihrer Gründung eines Hundeclubs: Sie fand es langweilig, immer allein mit ihrem Hund auszugehen, und suchte mit Zeitungsartikeln und kleinen Vorträgen und Aushängen in Geschäften nach Menschen, die sie begleiten wollten. Heute hat sie einen Club von 30 Menschen und deren Hunden zusammen, die regelmäßig Ausflüge und Wanderungen unternehmen und dabei viel Spaß haben.

Die Pensionierung ist für die meisten Menschen ein gewaltiger Einschnitt in ihrem Leben.

Es gibt auch diejenigen, die sich schon lange darauf freuen, die diesen Tag ersehnen und klare Pläne haben, wie sie ihre neue freie Zeit verbringen wollen. Diese Gruppe sollte auch immer größer werden.

Für viele ist es jedoch schwierig, von heute auf morgen aus ihrer Tätigkeit und Verantwortung herausgerissen und zur Untätigkeit verdammt zu werden. Viele trauern gelangweilt und unterfordert einem Großteil ihres Lebens nach, obwohl sie wahrscheinlich noch einige Jahrzehnte vor sich haben.

Ob ein Pensionierungssystem mit festgelegten Altersgrenzen für die Menschen und die Wirtschaft wirklich so sinnvoll ist, sollte man hinterfragen.

Tournier stellt in seinem Buch »Erfülltes Alter« den Begriff des »Altersberufes« vor. Ein »Altersberuf« ist seiner Meinung nach mehr als eine Freizeitbeschäftigung, es ist eine Aufgabe.

Im Gegensatz zum richtigen Beruf ist der »Altersberuf« abwechslungsreicher, durch die Fantasie und Eigeninitiative des Ausübenden geprägt, der wiederum unabhängig ist von Anweisungen von außen und dem Machtstreben der gängigen Arbeitswelt. Als Beispiel führt er die Vermittlungsstellen für Pensionierte in den USA an, an die sich Eltern bezüglich Kinderbetreuung wenden können. Hier können die Alten mit Jungen zusammen sein und ihre Lebenserfahrung und ihr Wissen weitergeben.

Senioren arbeiten oft auch ehrenamtlich in den Kirchen und Gemeinden. Ich kenne Frauen, die kranke Menschen im Hospital besuchen oder die Besuche in Altersheimen machen. Andere leiten Sportgruppen in den Vereinen. Ein Patient von mir, der früher Schiedsrichter im Fußball war, hilft jetzt bei der Jugendarbeit im Verein.

Es gibt alte Menschen, die sich politisch engagieren. Eine Patientin, die ein schweres Krebsleiden der Wange hat und im Gesicht gezeichnet ist von ihrer Erkrankung, ist in den Jahren ihres Leidens über sich selbst hinausgewachsen. Sie begann ihre Erfahrungen mit Schmerz und Krankheit aufzuschreiben, zum Teil in Gedichtform, und liest sie jetzt öffentlich vor. Darüber hinaus organisiert sie Leseabende mit anderen schreibenden Senioren. Ich kenne zwei Patientinnen, die ihre Lebensgeschichte, insbesondere die Kriegsjahre mit Vertreibung und Flucht, aufgeschrieben haben, um ihren Kindern, Enkeln und Urenkeln ein Zeugnis zu hinterlassen.

Generell sollte auf die Erfahrungen und das Wissen der älteren Generation zurückgegriffen werden. Warum sollte z. B. ein kompetenter Bankbeamter, der sich rüstig fühlt und arbeiten möchte, nicht mit seinem Erfahrungsschatz andere alte Menschen bei ihren Fragen nach Geldanlagen beraten? Oder auch im Frisör- und Modebereich: Warum kann es keine alten Menschen geben, die alte Menschen beraten?

Auch Betriebe, die einem schnellen technischen Wandel unterworfen sind und deshalb junge Mitarbeiter einstellen, könnten in bestimmten Bereichen vom Erfahrungsschatz der Alten profitieren.

Neben dem Arbeiten fördert sicher das lebenslange Lernen Lust und Gesundheit der Menschen. Ein ehemaliger Kollege hat nach Aufgabe der Praxis ein Studium der Kunstgeschichte begonnen, reist in der ganzen Welt herum und macht Führungen in Museen. Eine Patientin hat im Alter mit der Bildhauerei angefangen. Sie gibt jetzt Kurse für Menschen in Krisensituationen, die bei ihr lernen, ihren Schmerz in Stein auszudrücken.

Viele Menschen besuchen Volkshochschulkurse und lernen EDV, Sprachen oder Handwerkliches, sind in Mal- oder Schreibkursen.

Es gibt so viele Möglichkeiten, dass für jede und jeden etwas dabei sein sollte.

Voraussetzung für all das ist natürlich, dass sich der alte Mensch körperlich, seelisch und geistig dazu in der Lage fühlt, dass die Arbeit freiwillig erfolgt und dass er finanzielle Ressourcen für sein Leben hat. Alles sieht anders aus, wenn ein alter Mensch arbeiten muss, um sich seinen Unterhalt zu verdienen.

Auch das gibt es, bislang eher in anderen Ländern, aber auch in Deutschland wird die Altersarmut zunehmen.

Wenn ich mein Leben noch einmal leben könnte …
Der Psychoanalytiker Viktor E. Frankl schreibt: »*Im Grunde seines Wesens sucht der Mensch nach einem Sinn für sein Leben, und er trachtet danach, sich diesem Sinn gemäß zu vervollkommnen.*«

Was der Sinn meines Lebens ist, kann mir aber keiner genau sagen. Ich muss das selber entdecken. Immer wieder fragen die Menschen nach dem Sinn auch von Krankheiten und Schicksalsschlägen.

Nach dem Sinn des Glückes wird weniger gefragt.

Je nachdem, wo wir suchen, erhalten wir verschiedene Antworten auf unsere Sinnfragen, die uns zum Teil helfen können, unsere eigene – vorläufige – Antwort zu finden.

Der Übergang vom aktiven Berufsleben zum Seniorenstatus ist der Übergang vom Äußeren zum Inneren.

Der alte Mensch ist von vielen Dingen befreit: Er ist befreit vom Karriere- und Erfolgsstreben des jungen Menschen, von der Jagd nach gesellschaftlichem Erfolg, vom Machttrieb, von Fragen der Kindererziehung. Diese Befreiung kann ihn offen machen für andere Dinge und Werte im Leben.

Martin Buber sagt: »*Altsein ist ein herrlich Ding, wenn man nicht verlernt, was Anfangen heißt.*«

Zum Neuanfang muss man bereit sein, Altes loszulassen. Es gehört dazu anzunehmen, dass es Dinge im menschlichen Leben gibt, die unvollendet bleiben werden. Manchmal ist es die Berufslaufbahn.

Irgendwann ist da ein Ende. Es gehört dazu anzunehmen, dass die körperliche Leistungsfähigkeit abnimmt oder eingeschränkt ist.

Aber es geht nicht darum Dinge anzunehmen, weil man es halt muss, weil man jetzt halt alt ist, nein!

Es geht darum, aus der inneren Freiheit heraus »Ja« sagen zu können zu seinem bisherigen persönlichen Weg und so in die nächste Etappe zu gehen.

Einige Menschen berichten auf Befragung, dass das Schöne im Alter sei, immer mehr zu sich selbst gefunden zu haben. Alte Menschen wissen, was sie wollen. Sie kümmern sich nicht mehr darum, was »die anderen« sagen, sondern äußern ihre Meinung, die aus ihrer Lebenserfahrung gewachsen ist. Sie müssen »kein Blatt mehr vor den Mund nehmen« und sie dürfen Ungewöhnliches denken.

Ich habe eine alte Freundin. Wenn ich zu ihr mit all meinen Problemen komme, überrascht sie mich immer wieder durch ihre ungewöhnlichen Fragestellungen. Das sind Fragen, die aus einer inneren Freiheit kommen, die ich mir in meiner Alltagsverhaftung nicht traue zu stellen. Das macht mich immer auch ein wenig wütend auf sie, aber nach einer gewissen Zeit fange ich an, mir selber neue Fragen zu stellen und neue Lösungen zu finden für mein Leben.

Eine Patientin brachte das Altsein auf die folgende Formel: »Ich bin weiser, aber weniger fit. Ich bin reich an Erinnerungen. Ich möchte die Zeit weder anhalten noch zurückdrehen. Ich möchte jetzt leben.«

Es gibt jedoch auch alte Menschen, denen all dies nicht gelingt. Sie leben zurückgezogen und verbittert, hadern mit ihrem Schicksal, sind interesselos und lassen niemanden an sich heran.

Das sind Menschen, die immer noch an ihrem Machttrieb festhalten.

Viele Menschen entwickeln im Alter Milde und Liebenswürdigkeit und Humor. Das Alter kann helfen, viele Dinge des Lebens nicht mehr so ernst und wichtig zu nehmen, sondern ihnen mit Gelassenheit zu begegnen.

Die Schriftstellerin Ingrid Bachér drückt das so aus: »*Das Alter macht neugierig. Von Tag zu Tag lerne ich mehr, von mir abzusehen. So wird mir erstaunlicher, was ich beobachte.*«

Für mich zeugt auch der nachfolgende Lebensrückblick des argentinischen Schriftstellers Jorge Luis Borges, der bereits mit 56 Jahren völlig erblindet war, von diesem Humor:

Wenn ich mein Leben noch einmal leben könnte …

Wenn ich mein Leben noch einmal leben könnte,
im nächsten Leben würde ich versuchen, mehr Fehler zu
*   machen.*
Ich würde nicht so perfekt sein wollen,
ich würde mich mehr entspannen,
ich wäre ein bisschen verrückter, als ich es gewesen bin,
ich würde viel weniger Dinge so ernst nehmen,
ich würde nicht so gesund leben,
ich würde mehr riskieren,
würde mehr reisen,
Sonnenuntergänge betrachten,
mehr bergsteigen,
mehr in Flüssen schwimmen.

Ich war einer dieser klugen Menschen,
die jede Minute ihres Lebens fruchtbar verbrachten;
freilich hatte ich auch Momente der Freude, aber wenn ich
   noch
einmal anfangen könnte,
würde ich versuchen, nur mehr gute Augenblicke zu haben.
Falls du es noch nicht weißt,
aus diesen besteht nämlich das Leben.
Nur aus Augenblicken;
vergiss nicht den jetzigen.
Wenn ich noch einmal leben könnte, würde ich von Frühlings-
   beginn an bis in den Spätherbst hinein barfuß gehen.
Und ich würde mehr mit Kindern spielen,
wenn ich das Leben noch vor mir hätte.
Aber sehen Sie … ich bin 85 Jahre alt und weiß,
dass ich bald sterben werde.

Anker für positive Körperzustände   **Übung**

Überlegen Sie doch bitte an dieser Stelle, wie Sie Ihr nächstes Leben gestalten würden.

Gäbe es die Möglichkeit, schon jetzt mit diesem »neuen Leben« zu beginnen?

e) Ein paar Fragen zum Schluss

Eine Mittachtzigerin kommt weinend zum Arzt und sagt schluchzend:

»Ich bin seit mehreren Jahren glücklich mit einem jungen Mann verheiratet, wir haben jeden Tag drei Mal Sex miteinander, wir sind glücklich …«

»Ja, aber warum sind Sie dann so verzweifelt?«, fragt der Arzt.

Die Frau antwortet: »Ich habe vergessen, wo ich wohne …«
(Kubanischer Witz über positives Altern)

Dieser Witz gefällt mir so gut, weil ich finde, er wirft viele Fragen auf:

Worum geht es eigentlich beim Altern? Geht es nicht eigentlich darum, sich aus der einseitigen körperlich-materiellen Verhaftung schrittweise zu lösen und sich der Sinnfrage des eigenen Lebens zu widmen?

Und sollte nicht, nachdem die biologische Fruchtbarkeit zu Ende geht, eine geistige Mutterschaft und Vaterschaft beginnen?

Und, wo ist denn eigentlich unsere Wohnung? Hier auf Erden, oder wo?

Wo sind die Alten, die den Jungen ihre Lebenserfahrung, ihr Know-how, ihr Wohlwollen und ihre Gelassenheit zeigen wollen und dürfen?

Wo sind die Alten, die nach außen gehen und ihre Weisheit säen?

Brauchen wir nicht gerade den Dialog zwischen Jugend und Alter, um die anstehenden Probleme unserer Zeit angehen zu können?

Wie wollen wir leben, wenn wir alt sind?

Machen wir uns nichts vor: Altern ist mühsam. Es tut weh, körperliche Grenzen zu erfahren, Abschied zu nehmen. Loszulassen. Es ist nicht einfach, Einsamkeit auszuhalten. Viele von uns haben das vorher nicht gelernt.

Es gibt arme Alte auch in unserem Land, und nicht wenige sagen eine steigende Altersarmut voraus. Aber die Menschen in unserem Land haben sich sehr daran gewöhnt, die Lösungen vom Staat zu erwarten. Es geht mir nicht darum, den Staat von seinen Pflichten zu entbinden. Wir hören wie gebannt die Nachrichten vom Wirtschaftswachstum. Doch bei den allermeisten Menschen kommt dieses Wachstum gar nicht an. Die steigenden Kosten, Steuerlasten und Arbeitslosigkeit führen zu einer Lähmung im Denken und Handeln der Menschen

Ich glaube, dass wir andere Wege gehen müssen. (Schön, wenn unsere Politiker das auch täten!)

Wir sollten nach unseren eigenen Ressourcen schauen. Wir

müssen wieder als Menschen zueinander in Beziehung treten: Junge und Alte, Arme und Reiche.

Und dieser Austausch kann echte Lebenslust bringen, keine vorgekauten Plastikgefühle aus der TV-Kiste.

In Argentinien habe ich Menschen getroffen, die ganz wenig Geld haben. Aber sie veranstalten Feste, zu denen jeder etwas mitbringt, und dort tauschen sie ihre Waren untereinander aus.

Was der eine nicht mehr braucht, kann der andere gut gebrauchen. Die ich gesehen habe, waren sehr arm und unterschiedlichen Alters, aber ihre Gesichter waren fröhlich. Leben in Fülle – trotz materiellen Mangels.

Wir sollten wieder mehr auf unsere Gestaltungsmöglichkeiten vertrauen und eigene Ideen entwickeln für unsere Gesundheit, unser Leben, unser Alter.

Die Wechseljahre sind für die meisten Menschen eine Krisenzeit unterschiedlicher Intensität.

Doch Krisenzeiten sind Zeiten der Chance. Hier können neue Weichen gestellt werden. Manche bezeichnen die Wechselzeit auch als den »Herbst des Lebens«.

Ein kurzes Gedicht von Hilde Domin heißt:

Es knospt

Es knospt
Unter den Blättern
Das nennen sie Herbst.

Als »Knospen unter den Blättern«, so könnten wir den Wechsel verstehen.

Wir sollten versuchen, uns besser kennenzulernen und unser kommendes Alter zu erfinden.

Und – bleiben wir Suchende!

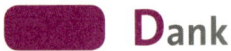

Dank

Wenn man über das Danken nachdenkt, merkt man erst, wie viele Menschen es gibt, denen man dankbar sein kann.

Ich danke meinen Patienten und Kursteilnehmern – Frauen und Männern – für das Vertrauen, das sie mir entgegengebracht haben.

Mein Praxisteam (besonders Roswitha) hat mich in der Zeit der Doppelbelastung von Arbeit und Schreiben sehr unterstützt.

Meine Freundin Renza war mir durch ihr Zuhören und Dasein eine große Hilfe.

Von Rudolf Klein, Insa Sparrer und Matthias Varga von Kibéd durfte ich in der Systemischen Ausbildung das Schauen nach Ressourcen lernen und eine große persönliche Wertschätzung erfahren.

Christine Treml vom Klett-Cotta Verlag hat die Buchidee befürwortet und ermutigend begleitet.

Und ich danke all denjenigen, die ich jetzt nicht persönlich erwähnt habe, die mir aber in der Zeit des Schreibens geholfen haben weiterzugehen.

Ich widme dieses Buch meinem Sohn Lukas, mit dem ich vieles lernen musste, durfte und konnte.

Literaturauswahl

Assländer, F., Grün, A. (2006): Spirituell führen. Münsterschwarzach: Vier-Türme Verlag

Bachér, I. (2003): Sieh da, das Alter. Berlin: Dittrich

Bambaren, S. (2007): Der träumende Delphin. München: Piper

Bonn, C. (1986): Der Mensch in der Entscheidung. Rüdesheim am Rhein: Abtei St. Hildegard

Böhm, U. (2000): Innovative Therapie-Konzepte fürs Alter. Patientenvortrag Unterwössen

Bruker, M. O. (2003): Osteoporose, Vorbeugung und Hilfe. Lahnstein: emu

Buob, H.: Was erwartet uns am anderen Ufer? Hochaltingen: unio

De Saint-Exupéry, A. (2007): Der kleine Prinz. Düsseldorf: Karl Rauch

Despeghel, M., Kreutzig, T. (2006): Nur für Männer. Köln: vgs

Drexler, D. (2006): Gelassen im Stress. Stuttgart: Klett-Cotta

Drexler, D. (2006): Das integrierte Stress-Bewältigungs-Programm (ISP). Stuttgart: Klett-Cotta

Ende, M. (1973): Momo. Stuttgart: Thienemann

Feldmann, C. (1997): Thérèse von Lisieux. Die schwarze Nacht des Glaubens. Freiburg im Breisgau: Herder

Franklin, E. (2003): Fit bis in die Körperzellen. Jung und vital mit der Franklin-Methode. Kirchzarten bei Freiburg: VAK

Friedrich-Hett, T. (2007): Positives Altern. Bielefeld: transcript

Gittleman, A. L. (2005): Ernährung nach dem Stoffwechseltyp. Aitrang: Windpferd

Kitchenham, S., Bopp, A. (2001): Beckenboden-Training. Stuttgart: Trias

Lütz, M. (2002): Lebenslust. München: Knaur

Moody, R. A. (2007): Leben nach dem Tod. Reinbek bei Hamburg: Rowohlt

Northrup, C. (1995): Frauenkörper – Frauenweisheit. München: Zabert Sandmann

Northrup, C. (2007): Weisheit der Wechseljahre. München: Zabert-Sandmann

Ortner, R. (1997): Auf dem Weg zu Gott. Abensberg: Verlag Josef Kral

Richardson, D. (2008): Zeit für Liebe. Köln: Innenwelt

Rimkus, V. (2000): Der Mann im Wechsel seiner Jahre. Oster-Schnatebüll: Arche Noah

Satir, V. (2005): Mein Weg zu dir. München: Kösel

Schaffer, U. (2003): In der Dichte des Lebens. Freiburg im Breisgau: Herder

Schirrmacher, F. (2005): Das Methusalem-Komplott. München: Heyne

Sonntag, S. (1996): Krankheit als Metapher. Frankfurt am Main: Fischer

Strehlow, W. (1999): Die Kunst des Alterns. Freiburg: Kanisius

Tournier, P.: Erfülltes Alter. Bern: Humata

Tournier, P.: Bibel und Medizin. Bern: Humata

Wondratschek, W. (2008): Lied von der Liebe. München: dtv

Worm, N. (2004): Syndrom X oder Ein Mammut auf den Teller! Lünen: systemed

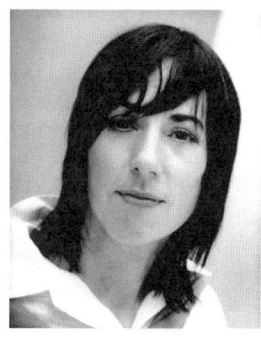

Dr. med. Carmen Alice Kirstgen
ist Gynäkologin, Ärztin für Naturheilverfahren, Systemische Beraterin
und Psychotherapeutin in eigener Praxis in Ober-Ramstadt bei Darm-
stadt. Neben ihrer Praxistätigkeit bietet sie Seminare und Fortbildungen
an und hält Vorträge zu Themen rund um die Wechseljahre.